**Stefan Zettl
Joachim Hartlapp
Krebs und Sexualität**

Stefan Zettl
Joachim Hartlapp

Krebs und Sexualität

Ein Ratgeber für Krebspatienten
und ihre Partner

Weingärtner Verlag

Die Deutsche Bibliothek – CIP-Einheitsaufnahme

Zettl, Stefan:
Krebs und Sexualität : ein Ratgeber für Krebspatienten und ihre Partner /
Stefan Zettl ; Joachim Hartlapp. – St. Augustin :
Weingärtner, 1996
ISBN 3-9804810-0-X
NE: Hartlapp, Joachim:

Dieses Werk ist urheberrechtlich geschützt. Die dadurch begründeten Rechte, insbesondere die der Übersetzung, des Nachdrucks, des Vortrags, der Entnahme von Abbildungen und Tabellen, der Funksendung, der Mikroverfilmung oder der Vervielfältigung auf anderen Wegen und der Speicherung in Datenverarbeitungsanlagen, bleiben, auch bei nur auszugsweiser Verwertung, vorbehalten.

© Weingärtner Verlag, St. Augustin 1996
Umschlaggestaltung: Elsa Enns, Bonn
Satz und Layout: Mahnke Pravato und Partner, Bonn
Druck: Progressdruck GmbH, Speyer
ISBN: 3-9804810-0-X

Printed in Germany

Inhalt

Einleitung 9

Die lebensgeschichtliche Entwicklung und Bedeutung
der Sexualität für das menschliche Erleben 12

Körperliche Grundlagen der weiblichen Sexualität 17
- Der Aufbau der weiblichen Geschlechtsorgane 17
- Die Bedeutung der Sexualhormone 18
- Was geschieht während des sexuellen Verkehrs? 20

Körperliche Grundlagen der männlichen Sexualität 23
- Der Aufbau der männlichen Geschlechtsorgane 23
- Die Bedeutung des Sexualhormons Testosteron 26
- Was geschieht während des sexuellen Verkehrs? 26

Erscheinungsformen sexueller Störungen 29
- Sexuelle Störungen der Frau 33
- Sexuelle Störungen des Mannes 36

Die Diagnose Krebs und ihre Auswirkungen
auf das sexuelle Erleben und Verhalten 40

Sexuelle Beeinträchtigungen bei speziellen Krebserkrankungen der Frau 43

- Brust 43
- Äußere Geschlechtsorgane 49
- Scheide 51
- Gebärmutterhals und Gebärmutter 52
- Eierstöcke 57
- Darm 58
  * Auswirkungen einer Ileostoma- oder
    Colostomaanlage auf die weibliche Sexualität 59
- Blase 62

Sexuelle Beeinträchtigungen bei speziellen Krebserkrankungen des Mannes 64

- Prostata 64
- Penis 70
- Hoden 73
- Darm 76
- Blase 78

Therapiebedingte Beeinträchtigungen der Sexualität ... 80

- Strahlentherapie 80
- Chemotherapie 83
- Hormontherapie 86
- Sonstige Medikamente 88

Leben mit einem Stoma 90

- Ileostomie 90
- Kolostomie 91
- Doppelläufige Transversostomie 91

Medizinische Behandlungsmöglichkeiten bei sexuellen Störungen 96

- Aphrodisiaka 96
- Sexualhormone 96
- Psychopharmaka 97
- Vibratoren 97
- Hilfen gegen Trockenheit der Scheide 98
- Dilatation der Scheide 98
- Kegelübungen 98
- Anlage einer künstlichen Scheide 99
- Brustprothesen 101
- Brustaufbauplastiken 102
  * Die Rekonstruktion des Brustgewebes durch körpereigenes Gewebe 104
  * Die Rekonstruktion durch Silikonprothesen 105
  * Die Rekonstruktion von Brustwarze und Warzenvorhof 106
- Erektionshilfesysteme 111
- Schwellkörper-Auto-Injektions-Therapie (SKAT) 113
- Penisprothesen 115
- Hodenprothesen 118
- Hilfen gegen Inkontinenz 119

Psychologische Verfahren und ihre Indikation 121

- Psychotherapie 122
- Sexualtherapie 125

Was kann man selbst zur Bewältigung sexueller Störungen beitragen? 128

- Das Gespräch mit dem Arzt 129
- Lernen, den eigenen Körper neu anzunehmen ... 129
- Die Rolle des Partners 130
- Das Problem der „Versagensangst" 131
- Neue Formen der sexuellen Befriedigung entwickeln 132
- Anwendung sexueller Hilfsmittel 134
- Sexualität ist nicht nur Geschlechtsverkehr 134
- Trauer kann notwendig sein 135
- Die Bedeutung der Partnerbeziehung 135

Empfängnisverhütung und Schwangerschaft 143

Wo finde ich Unterstützung und Hilfe? 147
- Ärzte 147
- Kliniken 148
- Psychotherapeuten 148
- Beratungsstellen 150
- Selbsthilfegruppen 150

Erklärung medizinischer Fachbegriffe 159

Weiterführende Literatur 169
- Zum Thema Krebs 169
- Zum Thema Sexualität 170
- Zum Thema Brustkrebs 170
- Zum Thema Inkontinenz 170
- Zur Arbeit der Selbsthilfegruppen 171
- Patienten Literatur Dienst 171

Zitierte Veröffentlichungen 172

Schlagwortverzeichnis 173

Nachwort 176

Einleitung

Sexualität – ist das für krebskranke Menschen überhaupt ein Thema?

Können sexuelle Beeinträchtigungen wirklich von Bedeutung sein in einer Situation, in der die Patienten vollständig beansprucht sind von der Bewältigung ihrer Erkrankung und deren Behandlung? Viele würden diese Frage sicher verneinen.

Die Untersuchung einer Gruppe amerikanischer Wissenschaftler weist jedoch auf das Gegenteil hin: 80 % der von ihnen interviewten Krebskranken wünschte ausdrücklich mehr Informationen zum Thema Sexualität.

Die an einem Vulvakarzinom erkrankte Autorin Antje F. schreibt hierzu in ihrem Buch „Diagnose Krebs": *„Ich habe erlebt, was es heißt, niemandem die Frage nach der ‚Liebe danach' stellen zu können, und wenn ich es doch tat, bekam ich nur ausweichende Antworten zu diesem Thema."*

Die erwähnte amerikanische Untersuchung zeigt aber auch, daß 75 % der befragten Patienten das Thema ohne eine ausdrückliche Frage oder Aufforderung ihres Arztes nicht angesprochen hätten. Diese Diskrepanz zeigt, daß Sexualität auch in unserer scheinbar aufgeklärten Gesellschaft immer noch ein Thema ist, über das man kaum offen spricht. Es hat für viele Menschen etwas mit Angst zu tun – Angst vor Ablehnung, Zurückweisung, vor „sexuellem Versagen", aber auch mit Empfindungen von Peinlichkeit und Scham. Solche Gefühle hindern die Betroffenen nicht nur daran, sich in eine fachliche Beratung zu begeben. Sie erschweren es den Patienten auch, ihre sexuellen Probleme mit ihrem Partner zu besprechen.

Das vorliegende Buch möchte an diesem Punkt Hilfestellung leisten. Es vermittelt grundlegende Informationen zur menschlichen Sexualität sowie über mögliche Einflüsse einer Krebserkrankung und deren Behandlung auf das sexuelle Erleben und Verhalten.

Einen besonderen Schwerpunkt legt das Buch auf die Darstellung von Krebserkrankungen, die an den weiblichen und männlichen Geschlechtsorganen oder in deren Umgebung auftreten und deren Funktionsfähigkeit – und damit auch die Sexualität der Patienten – unmittelbar beeinträchtigen.

Die medizinischen, psychologischen sowie die sozialen Aspekte sexueller Störungen im Gefolge von Krebserkrankungen werden in den einzelnen Kapiteln ausführlich dargestellt. Dabei kommen auch die Betroffenen selbst in ausführlichen Erfahrungsberichten zu Wort. Ihre Schilderungen werden anschließend kommentiert und aus wissenschaftlicher Sicht ergänzt.

Auch wenn die geschilderten Fälle nicht alle Probleme darstellen können und auch nicht auf jeden Patienten zutreffen müssen, ermutigen sie vielleicht den Leser, notwendige Schritte zur Bewältigung der eigenen Situation zu unternehmen.

In einem Glossar findet der Leser verständliche Erklärungen der im Text vorkommenden medizinischen Begriffe sowie Hinweise auf hilfreiche Bücher und Adressen.

Dieses Buch ersetzt nicht das Gespräch mit dem behandelnden Arzt. Aber ein informierter Patient ist viel besser dazu in der Lage, die für ihn wichtigen und entscheidenden Fragen zu stellen und mit seinem Arzt gemeinsame Entscheidungen zu treffen. Und es kann dabei helfen, gemeinsam mit dem Partner die durch eine Krebserkrankung veränderte Sexualität besser zu verstehen und weiterzuentwickeln.

Das Buch richtet sich – auch wenn wir diesem Thema kein eigenes Kapitel gewidmet haben – ebenso an homosexuelle Patientinnen und Patienten.

Die lebensgeschichtliche Entwicklung und Bedeutung der Sexualität für das menschliche Erleben

Unser Leben ist ohne Sexualität nicht vorstellbar. Wir alle verfügen über sexuelle Vorstellungen und Empfindungen, Verhaltensweisen und Überzeugungen, Vorlieben und Abneigungen – unabhängig davon, ob wir Sexualität praktizieren oder nicht.

Dennoch lebt jeder von uns seine eigene Sexualität, einzigartig und unvergleichlich wie wir selbst. In der Art, wie wir uns sexuell verhalten und wie wir sexuell empfinden, spiegeln sich unsere bisherige Lebensgeschichte, unsere individuellen Erfahrungen wider und auch die besonderen gesellschaftlichen Umstände, in denen wir aufgewachsen sind und bisher gelebt haben.

Die amerikanische Psychoanalytikerin Avodah Offit beschreibt diese Vielfalt sexuellen Erlebens so: *„Sexualität ist, was wir daraus machen: Eine teure oder billige Ware, Mittel der Fortpflanzung, Abwehr der Einsamkeit, eine Kommunikationsform, eine Waffe der Aggression (Herrschaft, Macht, Strafe, Unterwerfung), ein Sport, Liebe, Kunst, Schönheit, ein idealer Zustand, das Böse, das Gute, Luxus oder Entspannung, Belohnung, Flucht, ein Grund der Selbstachtung, ein Ausdruck der Zuneigung, eine Art der Rebellion, eine Quelle der Freiheit, Pflicht, Vergnügen, Vereinigung mit dem All, mystische Ekstase, indirekter Todeswunsch oder Todeserleben, ein Weg zum Frieden, eine juristische Streitsache, eine Art, menschliches Neuland zu erkunden, eine Technik, eine biologische Funktion,*

Ausdruck psychischer Gesundheit oder Krankheit oder einfach eine sinnliche Erfahrung."

Alles das kann Sexualität sein, und so wie sich die Lebensgeschichte, -umstände und Erfahrungen von Menschen unterscheiden, sind auch das sexuelle Erleben und Verhalten verschieden.

Neben unseren individuellen Erfahrungen auf unserem bisherigen Lebensweg hat uns aber auch die uns umgebende Kultur mit ihren unzähligen Normen und Regeln in unserem sexuellen Erleben und Verhalten geprägt. Diese Kultur begegnete und begegnet uns insbesondere durch die elterliche Erziehung, durch gesellschaftliche Institutionen wie Kirche und Schule sowie die Massenmedien mit ihren unterschiedlichen Leitbildern und Moralvorstellungen.

In den vergangenen dreißig Jahren hat eine deutliche Liberalisierung im Umgang mit dem Thema Sexualität stattgefunden. Sexuelle Fragen werden heute offener besprochen und sind weniger mit Schuldgefühlen verbunden als früher. Sexualkundeunterricht ist zu einem regulären Bestandteil der Unterrichtspläne an den Schulen geworden. Normen und Werte wandeln sich. Beispielsweise wird zunehmend akzeptiert, daß auch ältere Menschen einen Anspruch auf eine befriedigende Sexualität haben, und auch krankheitsbedingte Einschränkungen des sexuellen Erlebens werden nicht mehr unbedingt als selbstverständlich hingenommen.

Die gesellschaftlichen Einflüsse zeigen jedoch nicht nur eine befreiende Wirkung auf den einzelnen. In unserer Kultur ist beispielsweise eine deutliche Prägung der Sexualität durch das Leistungs- und Anspruchsdenken zu beobachten: Alles soll möglich sein und deshalb auch im Sexuellen Spitzenleistungen erbracht werden. Häufig wird nicht danach gefragt, wie oft eine Frau und ein Mann das Bedürfnis empfinden, miteinander zärtlich zu sein, sondern das Zusammensein wird neuerdings dadurch bestimmt, wie oft „ein Durchschnittspaar" pro Woche miteinander verkehrt.

Die hierzu in manchen Zeitschriftenartikeln oder Buchveröffentlichungen genannten Zahlen sind häufig bei näherer Betrachtung wissenschaftlich nicht haltbar und geben ein mehr oder weniger verzerrtes Bild der Sexualität wieder. Einigermaßen zuverlässige Untersuchungen zeigen eine andere Realität des Sexuallebens zwischen Männern und Frauen. Dazu einige Beispiele: 80 % der Befragten hatten im Jahr vor der Befragung keinen oder nur einen Sexualpartner. 3-4 % der Verheirateten hatten im gleichen Zeitraum außereheliche Beziehungen. Die Hälfte aller Befragten hatte seltener als einmal in der Woche Geschlechtsverkehr. Diese Häufigkeiten unterschieden sich zwar hinsichtlich einzelner Altersgruppen, aber zusammenfassend muß festgestellt werden, daß das Bild der Sexualität, wie es von einigen Medien verbreitet wird, kaum mit der Wirklichkeit übereinstimmt. Diese Fehlinformationen sind aber mit dafür verantwortlich, warum sich viele Menschen sexuell unter Leistungsdruck fühlen („mindestens drei Orgasmen hintereinander") und kaum auf ihre eigenen, individuellen Bedürfnisse achten. Dazu die Äußerung eines Patienten: *„In der Öffentlichkeit wirst du immer mit dem Bild konfrontiert, daß du als Mann potent zu sein hast. Wenn du impotent bist – egal aus welchen Gründen –, dann bist du kein richtiger Mann mehr. Als ich nach meiner Operation keine Erektion mehr bekommen konnte, ist für mich eine Welt zusammengebrochen. Ich habe mir nur mühsam ein neues Bild von Männlichkeit aufbauen können... daß ich ein richtiger Mann bin, auch wenn ich nicht mehr in der gewohnten Form mit einer Frau schlafen kann."*

Für viele Menschen ändert sich die Bedeutung der Sexualität in verschiedenen Lebensabschnitten und Phasen einer Partnerschaft. Befragungen zeigen zum Beispiel, daß mit zunehmender Dauer einer Partnerschaft die Bedeutung der Sexualität in den Hintergrund treten kann und andere Aspekte an Bedeutung gewinnen. Die gemeinsam geteilte Zärtlichkeit wird von vielen älteren Paaren als wichtiger eingeschätzt als der möglichst häufige Vollzug des Beischlafs – auch wenn es natürlich eine große Spannbreite ganz unterschiedlicher individueller Erfahrungen gibt.

Befragungen zeigen jedoch auch, daß die meisten Menschen Körperlichkeit und Sexualität bis ins hohe Alter hinein als einen wichtigen Teil der eigenen Person ansehen. Die Sexualität bleibt auch für viele ältere Menschen bedeutsam – selbst wenn sie schon lange nicht mehr aktiv mit einem Partner geteilt wird. Das machen die folgenden Äußerungen deutlich:

„Auch wenn ich meine Wechseljahre schon lange hinter mir habe und keine Kinder mehr bekommen kann – es macht mir viel aus, daß mir jetzt meine Gebärmutter entfernt werden soll. Das hat für mich etwas mit Frausein zu tun" (eine 64jährige Patientin mit Gebärmutterkrebs).

„Eigentlich sollte es kein großer Verlust sein, daß ich nach der Therapie keine Erektion mehr bekommen kann, weil ich nur noch sehr selten mit meiner Frau schlafe. Aber das Gefühl, daß ich könnte, wenn ich wollte, war mir immer sehr wichtig. Das geht mir jetzt unwiederbringlich verloren" (ein 69jähriger Patient mit Prostatakrebs).

Die unterschiedliche Bedeutung und das individuelle Erleben der eigenen Sexualität sind auch dafür verantwortlich, daß Patienten in ganz unterschiedlicher Weise auf krankheitsbedingte Einschränkungen ihrer Sexualität reagieren. Während der eine unter seiner sexuellen Beeinträchtigung in hohem Maß leidet, erlebt sie ein anderer eher mit Gleichgültigkeit oder sogar mit Erleichterung:

„Endlich habe ich einen Grund, um mich den Wünschen und Anforderungen meines Partners entziehen zu können." (Äußerung einer Patientin im ersten Gespräch mit dem psychologischen Berater).

Die eigenen lebensgeschichtlichen Erfahrungen spielen dabei eine wichtige Rolle. Menschen, die schon von Jugend an sexuell aktiv waren, sind eher bereit, neue Formen von Zärtlichkeit und Körperkontakt zu entwickeln. Andere, die ihr Leben lang unter sexuellen Schuldgefühlen („Sex ist unanständig"), sexueller Überforderung durch den Partner oder Gewalterfahrungen gelitten haben, sind vielleicht eher froh, daß für sie das Kapitel Sexualität beendet ist.

Aber ganz allgemein gilt: Ein an Krebs erkrankter Mensch mag durch die Krankheit oder Therapiefolgen in seinen Fähigkeiten eingeschränkt sein, den Geschlechtsakt zu vollziehen. Das heißt aber nicht, daß er über keine Sexualität mehr verfügt.

Körperliche Grundlagen der weiblichen Sexualität

Der Aufbau der weiblichen Geschlechtsorgane

Der äußere Genitalbereich (Vulva) umfaßt die großen und kleinen Schamlippen (Labien), den Kitzler (Klitoris), den Scheideneingang, die Harnröhrenöffnung und den Dickdarmausgang. Der Bereich zwischen den äußeren Geschlechtsteilen und dem After wird als Damm bezeichnet. Die großen Schamlippen sind mit einem schwammigen Gewebe gefüllt und dienen dem Schutz der kleinen Schamlippen und der Klitoris. Bei sexueller Erregung schwillt der gesamte Bereich leicht an und färbt sich durch die intensivere Durchblutung dunkler. Die Klitoris hat ähnlich wie der männliche Penis einen Schwellkörper und eine Eichel. Sie reagiert besonders empfindsam auf Berührungen und sendet Impulse an das Gehirn, die mit für die Auslösung des Orgasmus verantwortlich sind.

Zu den inneren Geschlechtsorganen gehören die Gebärmutter (Uterus), der Muttermund (Zervix), der die Verbindung zwischen Uterus und Scheide bildet, sowie die beiderseits liegenden Eileiter und Eierstöcke. Während der fruchtbaren Jahre der Frau produzieren die Eierstöcke einmal im Monat ein befruchtungsfähiges Ei. Nach dem Eisprung verläßt es den Eierstock und wandert durch den Eileiter bis in die Gebärmutter. Ein reifes Ei bleibt etwa ein bis zwei Tage befruchtungsfähig. Kommt es während dieser Zeit zu einem Zusam-

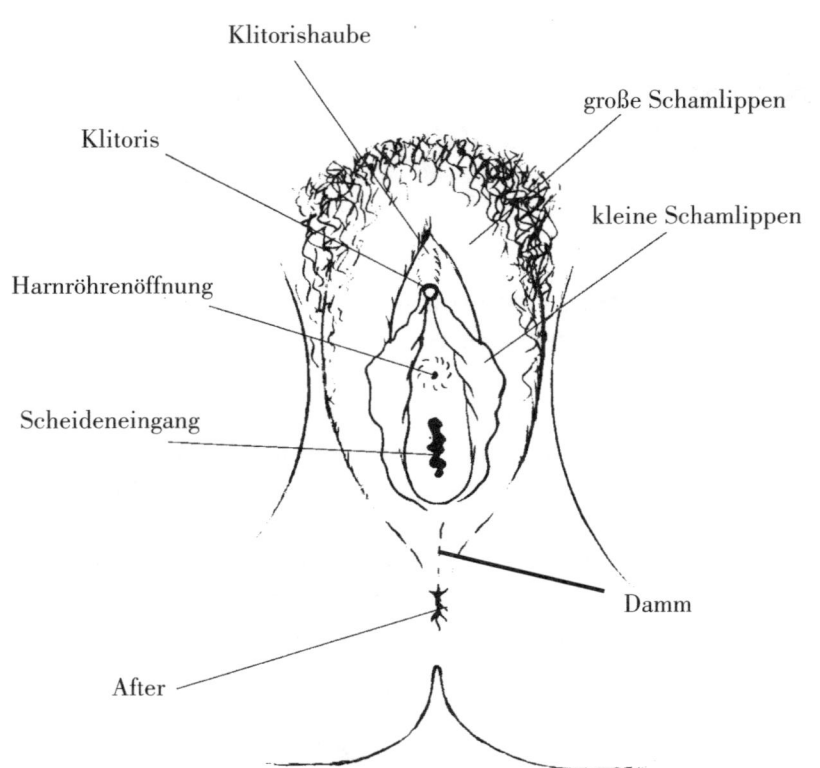

**Abb. 1
äußere
Geschlechts-
teile**

Klitorishaube
große Schamlippen
Klitoris
kleine Schamlippen
Harnröhrenöffnung
Scheideneingang
Damm
After

mentreffen mit einem männlichen Samen (Spermium), verschmelzen beide miteinander, und das befruchtete Ei nistet sich in der Gebärmutterschleimhaut ein. Wird eine Frau während der fruchtbaren Tage jedoch nicht schwanger, fällt die im monatlichen Rhythmus gewachsene Uterusschleimhaut in sich zusammen und wird während der Monatsblutung abgestoßen. Das unbefruchtete Ei baut der Körper wieder ab.

Die Bedeutung der Sexualhormone

Die weiblichen Sexualhormone sind die Östrogene und die Gestagene. Sie steuern zahlreiche Funktionen, die in Zu-

Abb. 2 weibliche Genitalien

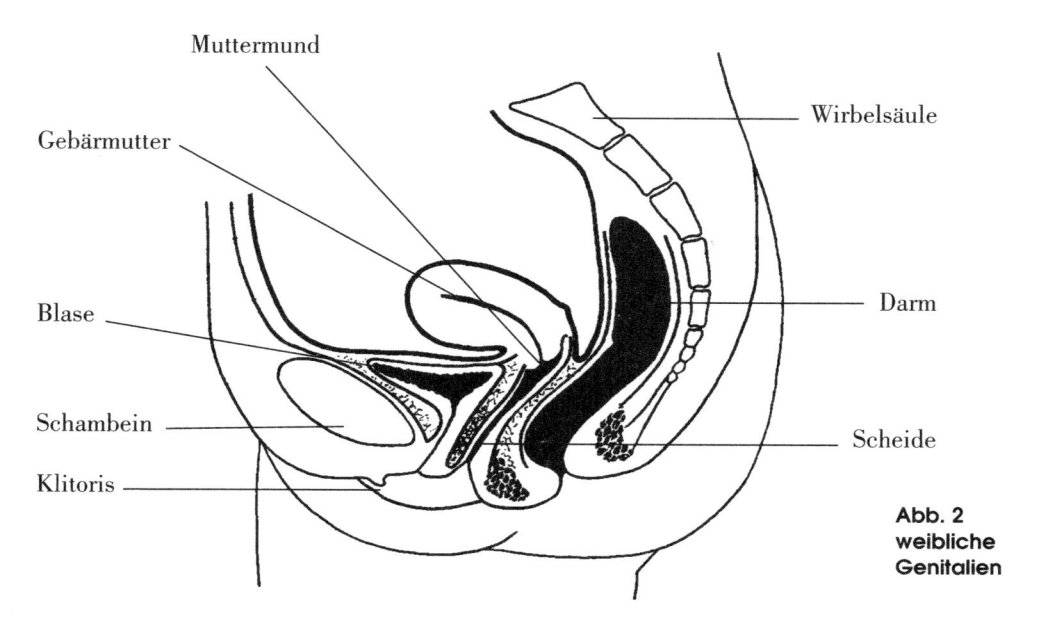

(Bildbeschriftungen: Gebärmutter, Muttermund, Wirbelsäule, Blase, Darm, Schambein, Scheide, Klitoris)

sammenhang mit der Sexualität und Fortpflanzung stehen – jedoch entgegen der weitverbreiteten Auffassung nicht die Entstehung von sexueller Lust. Dafür sind die Androgene – also eigentlich männliche Sexualhormone – verantwortlich. Sie werden im weiblichen Körper vor allem in den Nebennieren und in geringerem Maß in den Eierstöcken gebildet. Daher verschwindet mit den Wechseljahren auch nicht das sexuelle Verlangen, da nur die Produktion der weiblichen Hormone versiegt. Werden wegen einer Krebserkrankung die Eierstöcke operativ entfernt, hat dies keinen Einfluß auf das sexuelle Verlangen oder die Fähigkeit, sexuelle Berührungen als lustvoll zu empfinden.

Die Östrogene sind allerdings dafür verantwortlich, daß die Scheide feucht und dehnbar bleibt. Ist eine Frau sexuell nicht erregt, ähnelt die Scheide einem zusammengefallenen Schlauch und keinem offenen Tunnel, wie häufig geglaubt wird.

Mit zunehmender sexueller Erregung dehnt und öffnet sich die Scheide. Gleichzeitig sondern dafür spezialisierte Zellen, die die Scheide auskleiden, eine Flüssigkeit ab, die das Innere gleitfähig macht und damit das Eindringen des männlichen Gliedes erleichtert. Bei niedrigem Östrogenspiegel, z. B. nach den Wechseljahren oder nach einer operativen Entfernung beider Eierstöcke, benötigt der Körper länger, um die benötigte Ausdehnung und Feuchtigkeit der Scheide zu erreichen. Beim sexuellen Verkehr können dadurch Schmerzen auftreten, oder das Eindringen des Gliedes kann als unangenehm empfunden werden.

Was geschieht während des sexuellen Verkehrs?

Die aufkommende sexuelle Erregung führt zu charakteristischen Veränderungen der inneren Organe der Frau. Der gesamte Genitalbereich – also Damm, Harnröhre, Klitoris und Vagina, Gebärmutter, Eierstöcke und Eileiter – werden intensiver durchblutet und schwellen dadurch an. Drüsenzellen produzieren ein Sekret, das die Scheide und den Scheideneingangsbereich feucht werden läßt. Die stärkere Durchblutung der Scheide führt auch dazu, daß sich ihre Wände verdicken und sie dadurch enger wird.

Durch die Anschwellung des Gebärmutterbandes, das wie eine Decke über der Harnblase liegt, wird die Gebärmutter in ihrer Lage verändert und hochgezogen, so daß sich die Vagina vergrößert. Ebenso schwellen die Brustwarzen an und stellen sich auf. Das Ausmaß dieser Veränderungen hängt vom Grad der Erregung ab.

Bei zunehmendem Ansteigen der Anspannung kommt es zu weiteren Veränderungen: Alle Muskeln im Bereich des Beckens spannen sich an, ebenso die Gesäßmuskulatur. Herzfrequenz, Blutdruck und Atemfrequenz steigen an, und es kann schließlich zum Orgasmus kommen. Der Orgasmus ist ein natürlicher Reflex, ausgelöst durch die zunehmend lustvolle Erregung. Er ist körperlich dadurch gekennzeichnet, daß sich die Gebärmutter und das äußere Drittel der Scheide bis zu 15mal schnell hintereinander zusammenziehen. Jede dieser Kontraktionen erfolgt in einem zeitlichen Abstand von weniger als einer Sekunde. Das Zusammenziehen ist von mehr oder weniger intensiven lustvollen Empfindungen begleitet, die sich in Wellen im ganzen Genitalbereich oder auch über den ganzen Körper ausbreiten können. Die Intensität und das Erleben während des Orgasmus können sich von Mal zu Mal sehr unterscheiden. Manche Frauen sind dazu in der Lage, mehrere Orgasmen hintereinander zu empfinden, bei anderen kommt es zu einem intensiven Höhepunkt, nach dem sie aufhören möchten. Danach klingt die Erregung schrittweise ab. Puls, Blutdruck und Atemfrequenz sinken wieder auf ihre normalen Werte ab, und die Durchblutung kehrt auf das ursprüngliche Niveau zurück.

Obwohl es sich beim Orgasmus um einen natürlichen Reflex handelt, brauchen die meisten Frauen einige Erfahrung, um ihn auslösen zu können. Vielen fällt es leichter, ihn durch das Streicheln des äußeren Genitalbereiches zu erreichen als während des eigentlichen Geschlechtsverkehrs. Untersuchungen aus den Vereinigten Staaten zeigen beispielsweise, daß mindestens ein Drittel der befragten Frauen nur durch zusätzliches Streicheln während des Geschlechtsverkehrs zu einem Orgasmus gelangen. Die Möglichkeiten der Stimulierung sind vielfältig und variieren von Frau zu Frau: Besonders empfindsam reagieren die inneren Schamlippen und die Klitoris. Viele Frauen kommen am leichtesten zum Höhepunkt, wenn ihre Klitoris berührt wird. Einige wenige Frauen können einen Höhepunkt schon mit Hilfe lebhafter sexueller Vorstellungen erreichen oder durch das Streicheln der Brüste. Auch der übrige Genitalbereich wie die äußeren Schamlippen und der After gehören zu den erogenen Zonen, doch ist deren Empfänglichkeit für stimulierende Berührungen von Frau zu Frau verschieden.

Körperliche Grundlagen der männlichen Sexualität

Der Aufbau der männlichen Geschlechtsorgane

Das Glied (Penis) besteht aus zwei parallel verlaufenden Schwellkörpern (Corpora cavernosa), die ähnlich einem Schwamm Blut in sich aufnehmen können und dadurch zum Steifwerden des Gliedes (Erektion) beitragen. An der Unterseite des Gliedes befindet sich ein weiterer Schwellkörper, in den die Harnröhre eingebettet ist und dessen vorderes Ende sich zur Eichel verdickt. Durch die Harnröhre werden der Urin und beim Samenerguß das Sperma nach außen abgegeben. Direkt unter ihrer Mündung liegt das sogenannte Bändchen, das die Vorhaut und die Eichel miteinander verbindet.

Die beiden Hoden (Testikel) sind im Hodensack (Skrotum) untergebracht. In den Hoden werden die Samenzellen (Spermien) produziert, die anschließend in den an der Rückseite der Hoden anliegenden Nebenhoden weiter ausreifen und befruchtungsfähig werden. In den Hoden wird auch das männliche Sexualhormon Testosteron produziert und von hier aus in die Blutbahn abgegeben. Die Samenleiter transportieren die Spermien durch die Prostata hindurch in die hintere Harnröhre. Beim Orgasmus des Mannes kommt es zum Samenerguß (Ejakulation). Dabei wird der innere Blasenschließmuskel verschlossen, so daß kein Urin austritt und Samen nicht in die Blase fließen können. Durch diesen

Schließmechanismus werden die befruchtungsfähigen Spermien über die vordere Harnröhre nach außen geschleudert.

Eine Samenzelle braucht für ihre gesamte Entwicklung in Hoden und Nebenhoden etwa 30 Tage. Dieser Zeitabstand ist dann von Bedeutung, wenn nach einer Chemo- oder Strahlentherapie ein Kinderwunsch besteht. Denn eine Befruchtung sollte aus Sicherheitsgründen erst nach einem Mindestabstand von drei Monaten erfolgen, um einer genetischen Schädigung des Kindes vorzubeugen.

Im Becken gehören noch die Vorsteherdrüse (Prostata) sowie die beiden Samenblasen und die Cowper'schen Drüsen

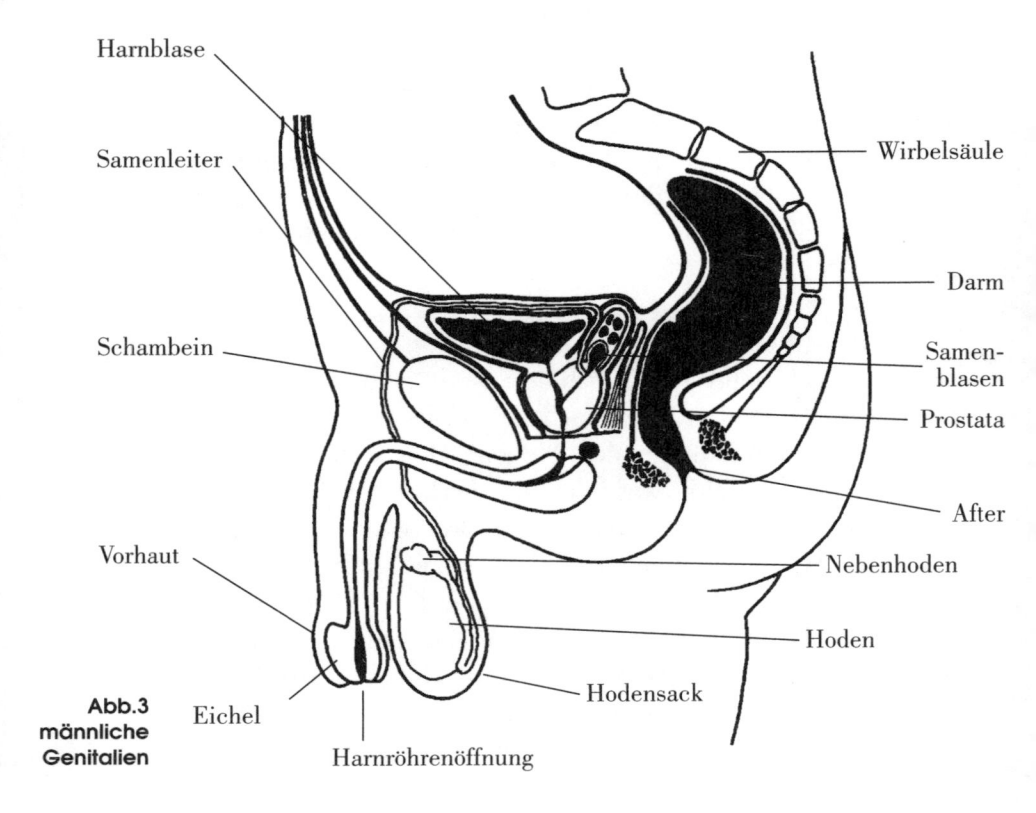

Abb.3 männliche Genitalien

zu den sogenannten „inneren Geschlechtsorganen". Die Prostata ist eine etwa kastaniengroße Drüse, die direkt vor der Harnblase liegt (daher der Name „Vorsteherdrüse"). Ihre beiden Seitenlappen umschließen ringförmig die Harnröhre. Ihre Aufgabe besteht in der Produktion einer Flüssigkeit, die bei der Befruchtung die Fortbewegung der Samenfäden ermöglicht. Etwa 95 % der bei einer Ejakulation ausgestoßenen Flüssigkeit entstammen der Prostata und nur 5 % der Samenblase. Ausgelöst wird die Produktion des Prostatasekretes durch das Hormon Testosteron.

Etwa ab dem 40. Lebensjahr bildet sich bei vielen Männern eine gutartige Vergrößerung der Vorsteherdrüse, das sogenannte Prostataadenom. Sie spüren dies zumeist durch Beschwerden beim Wasserlassen und eine unvollständige Entleerung der Blase.

Als *Spermiogramm* wird die Untersuchung des männlichen Samens bezeichnet, um die Zahl und Beweglichkeit der Samenfäden zu untersuchen und daraus Rückschlüsse auf die Fruchtbarkeit zu ziehen. In einem Befund werden folgende Fachbegriffe verwandt:

Normospermie: Normale Zahl und Funktion der Spermien

Ejakulatvolumen: 2–5 ml

Oligo(zoo)spermie: Verminderte Spermienzahl
(unter 50 Mio./ml)

Azoospermie: Fehlen lebensfähiger Spermien im Ejakulat

Aspermie: Keine Spermien im Ejakulat.

Die Bedeutung des Sexualhormons Testosteron

Das Testosteron ist für mehrere Funktionen von Bedeutung: für die Entwicklung der Sexualorgane und die Erektion. Zudem bewirkt es, daß von der Prostata vermehrt Drüsensekrete gebildet werden. Es beeinflußt bei Männern und Frauen die Lust auf Sexualität sowie die sekundären männlichen Geschlechtsmerkmale wie den Bartwuchs oder eine tief klingende Stimme.

Die Produktion des Testosterons wird von zwei Hormondrüsen, dem Hypothalamus und der Hypophyse gesteuert. Sie liegen im Zentralnervensystem und regeln auch die Östrogenproduktion. Sinkt der Testosteronspiegel im Blut ab, sendet der Hypothalamus einen Botenstoff an die Hypophyse, um das Luteinisierende Hormon LH auszuschütten. Dieses gelangt über den Blutkreislauf zu den Hoden und stimuliert dort die Testosteronproduktion. (In geringen Mengen wird das Testosteron und dessen Vorstufen bei Männern und Frauen auch in den Nebennieren hergestellt.) Wurde ausreichend Testosteron gebildet, schränkt die Hypophyse die Ausschüttung des Luteinisiernden Hormons ein. Der Hormonspiegel ist von Mann zu Mann verschieden, aber es besteht bei den wenigsten gesunden Männern ein Testosteronmangel. Liegt ein solcher jedoch vor, kann es zu einer verminderten Lust auf Sexualität und zu Erektionsstörungen kommen.

Was geschieht während des sexuellen Verkehrs?

Durch die zunehmende sexuelle Erregung wird eine Erektion ausgelöst. Dazu werden vom Zentralnervensystem über das Rückenmark Signale an den Beckenraum weitergeleitet. Sie bewirken, daß sich die Arterien in den Schwellkörpern des Gliedes ausdehnen und dadurch eine verstärkte Durchblutung einsetzt. Gleichzeitig verengen sich die Venen, die normalerweise das Blut aus dem Penis wieder abführen, und erzeugen auf diese Weise einen Blutstau.

Bei weiterer Stimulation kommt es zum Orgasmus, der durch getrennte Nervenbahnen gesteuert wird, die vom Rückenmark ausgehen. Der Orgasmus verläuft in zwei Phasen. In der ersten, der Emissionsphase, ziehen sich Prostata, Samenblasen und die Samenleiter zusammen und mischen auf diese Weise Spermien mit der Samenflüssigkeit. Der Mann hat in dieser Phase die Empfindung, daß er sich nicht mehr zurückhalten kann und gleich einen Orgasmus haben wird. In der zweiten, der Ejakulationsphase, wird durch rhythmische Kontraktionen der Samen durch die Harnröhre und den Penis nach außen gestoßen.

Neben den Nervenbahnen, die die Erektion und den Orgasmus steuern, sind weitere Nerven für die Empfindsamkeit an der Oberfläche des Gliedes verantwortlich. Da sie im Bauchraum einen anderen Verlauf nehmen als die erstgenannten Nerven, bleibt im allgemeinen die Fähigkeit, Berührungen als lustvoll zu erleben, auch dann erhalten, wenn die Erektionsfähigkeit durch eine Operation beeinträchtigt wurde (z. B. der Prostatektomie). Ein Mann kann also trotz fehlender Erektion Zärtlichkeiten genießen und dabei zu einem Orgasmus kommen.

Immer wieder begegnet man der Vorstellung, das Glied müsse während eines sexuellen Zusammenseins dauerhaft und in gleicher Stärke steif sein. Tatsächlich erleben fast alle Männer immer wieder Schwankungen ihrer Erektion, die den

Grad ihrer Erregtheit widerspiegeln, ohne dies als Beeinträchtigung zu erleben. Viele Männer haben auch eine genußvolle Sexualität ohne ausgeprägte Erektion und nutzen vor allem die Stimulierung der Klitoris, um den Orgasmus der Partnerin zu erreichen.

Anders als bei Frauen gibt es bei Männern eine Zeit nach dem Orgasmus, in der kein weiterer Höhepunkt möglich ist (Refraktärperiode). Sie ist bei jüngeren Männern gewöhnlich kurz – vielleicht nur wenige Minuten – und verlängert sich mit zunehmendem Lebensalter. Eine Reihe von Männern lernen deshalb, ihren Samenerguß so lange wie möglich hinauszuzögern oder ihn ganz zurückzuhalten, um so häufiger sexuellen Verkehr haben zu können.

Erscheinungsformen sexueller Störungen

Störungen des sexuellen Erlebens und Verhaltens bedeuten oft eine erhebliche Einbuße an Lebensqualität, Selbstwertgefühl und Zufriedenheit in der Partnerbeziehung. Die Ursachen können unterschiedlichster Art sein und reichen von Partnerschaftskonflikten bis zu körperlichen Erkrankungen, die sich auf die Sexualität störend auswirken. Das Vorhandensein sexueller Störungen wird häufig unterschätzt. Einschlägige Untersuchungen machen deutlich, daß zwischen 20% und 40% der Erwachsenen in der Bundesrepublik Deutschland vorübergehend oder dauernd unter sexuellen Problemen verschiedenster Ursachen leiden.

Schon alleine wegen der körperlichen Veränderungen im zunehmendem Lebensalter muß mit dem Auftreten sexueller Einschränkungen gerechnet werden: Bei Frauen kommt es nach den Wechseljahren durch den Östrogenmangel zu Veränderungen der Schleimhaut, die die Scheide auskleidet; dadurch wird in vielen Fällen die für einen Koitus notwendige Feuchtigkeit nicht mehr abgesondert. Ältere Männer erleben, daß sie auf sexuelle Erregung oder Stimulation langsamer mit einer Erektion reagieren oder keine vollständige Erektion mehr erreichen. Verlieren sie während eines sexuellen Zusammenseins ihre Erektion, ohne einen Samenerguß erlebt zu haben, dauert es deutlich länger, erneut eine für den Koitus ausreichende Erektion zu erreichen.

Die weite Verbreitung sexueller Störungen in unserer Gesellschaft zeigt, daß auch körperlich gesunde Menschen häufig Schwierigkeiten haben, sexuelle Befriedigung in ihrer Partnerschaft zu finden. Dies gilt um so mehr, wenn einer der Partner an Krebs erkrankt und dadurch in seiner Sexualität beeinträchtigt wird. Einschränkungen des sexuellen Erlebens und Verhaltens können als Begleit- und/oder Folgeerscheinung vieler Krebserkrankungen auftreten; je nach Krankheitsbild und den therapeutisch notwendig werdenden Maßnahmen tragen körperliche und/oder seelische Ursachen zur Entstehung sexueller Störungen bei:

Körperliche Ursachen:
- allgemeine Verschlechterung des körperlichen Befindens durch die Krebserkrankung und deren Behandlung
- Krebsbefall des Zentralnervensystems (Gehirntumor) einschließlich des Rückenmarks (Querschnitt)
- krebs- oder behandlungsbedingte unmittelbare anatomische Schädigung von Geschlechtsorganen, z. B. die Entfernung einer Brust oder eines Hodens
- krebs- oder behandlungsbedingte Veränderungen sexueller Funktionen, z. B. das fehlende Feuchtwerden der Scheide als Folge einer Strahlentherapie
- krebs- oder behandlungsbedingte Veränderungen des Körpers, die die Sexualität indirekt beeinflussen können, z. B. die Anlage eines künstlichen Darmausganges
- Wundschmerzen nach operativen Eingriffen
- Nebenwirkungen von Therapiemaßnahmen, die die Sexualität negativ beeinflussen, z. B. die Unfruchtbarkeit nach einer Bestrahlung des Bauchraumes.

Ebenso wichtig sind psychosoziale Faktoren, die mit der Erkrankung und ihren Folgen in enger Wechselwirkung stehen und die Sexualität beeinflussen können.

Psychosoziale Ursachen:
- Konfrontation mit der Diagnose Krebs und deren Auswirkung auf das Selbsterleben und Selbstwertgefühl
- Beeinträchtigung des Empfindens der eigenen Attraktivität, z. B. durch das Gefühl von Scham oder Ekel wegen eines künstlichen Darmausganges
- krankheits- und therapiebedingte depressive Verstimmungen
- Fehlvorstellungen und Wissensdefitize, z. B. das vermeintliche Risiko, sich bei einem Krebspatienten oder einer -patientin beim sexuellen Verkehr „anstecken" zu können
- sexuelle Versagensängste
- falsche Erwartungen, z. B. daß der Partner keinen sexuellen Verkehr mehr wünscht
- durch die Erkrankung krisenhaft ausgelöste, zuvor latente Partnerschaftskonflikte.

In vielen Fällen kommt es zu einer sich ergänzenden Wechselwirkung zwischen körperlichen und seelischen Faktoren. Ein Fallbeispiel verdeutlicht diesen Zusammenhang:

Herr M., 53, leidet an einem metastasierenden Magenkarzinom. Sein Bauch ist durch eine Aszites (Bauchwassersucht) stark aufgetrieben, sein Allgemeinzustand sehr schlecht. Im Gespräch mit dem Arzt wirkt er fahrig und unkonzentriert. Er beklagt sich: *"Mir wird das alles zuviel. Nicht nur die Krankheit – einfach alles!"*

Auf vorsichtige Nachfrage des Arztes berichtet er: *"Sie wissen ja, meine Frau ist 8 Jahre jünger als ich. Sie erwartet natürlich von mir, daß ich ihr noch ein vollwertiger Mann bin."*

Mit seiner Frau hat er nur noch einmal pro Woche Geschlechtsverkehr. *"Es geht so gerade noch. Ich gebe mir ja viel*

Mühe, und bisher habe ich auch noch meistens eine Erektion zustande gebracht. Aber Spaß macht es mir nicht mehr. Ich mache es nur für meine Frau, denn die braucht das nun mal."

Der Arzt bietet Herrn M. an, beim nächsten Besuch das Problem in Gegenwart seiner Ehefrau anzusprechen. Während des Gesprächs stellt sich heraus, daß Frau M. eigentlich den sexuellen Verkehr selbst nicht mehr wünscht. Sie sucht zwar die körperliche Nähe ihres Mannes, möchte auch Zärtlichkeiten mit ihm austauschen, aber nicht unbedingt mit ihm schlafen. Er selbst interpretiert ihren Wunsch aber immer als sexuellen Annäherungsversuch.

Frau M. stellt klar: „*Ich habe es zuletzt nur dir zuliebe getan. Ich wollte doch, daß du wenigstens diese eine Freude noch hast, wo ich dir doch sonst überhaupt nicht helfen kann."* Die beiden wirken nach ihrer Aussprache sehr erleichtert.

Die Auswirkungen einer Krebserkrankung und deren Behandlung auf das sexuelle Erleben und Verhalten machen sich in den verschiedensten Bereichen bemerkbar. Zur besseren Unterscheidung ist es in der Sexualforschung üblich, die zu beobachtende sexuelle Störung danach zu beschreiben, welcher Abschnitt einer sexuellen Interaktion davon betroffen ist:

- sexuelle Annäherung – z. B. sexuelle Unlust
- sexuelle Stimulation – z. B. zu geringes Feuchtwerden der Scheide
- Koitus – z. B. Schmerzen beim Geschlechtsverkehr
- Orgasmus – z. B. fehlende Ejakulation
- nachorgastische Reaktion – z. B. Gefühlsverstimmungen wie verstärkte Traurigkeit

In den beiden folgenden Abschnitten werden die sexuellen Störungen der Frau und des Mannes näher beschrieben.

Sexuelle Störungen der Frau

Sexuelle Lustlosigkeit ist eine der häufigsten Reaktionen auf eine Krebserkrankung und der mit ihr verbundenen Behandlung. Das ist ganz normal, denn zunächst konzentrieren sich alle Kräfte und Gedanken auf das Überleben und lassen keine lustvollen Phantasien und Wünsche aufkommen. Die durch die Erkrankung ausgelösten Ängste, aber auch während der Behandlung auftretende Depressionen, Schmerzempfindungen, Übelkeit und andere Mißempfindungen stören die Entwicklung von sexuellen Lustgefühlen. Krebstherapien, die die Hormonausschüttung beeinflussen (z. B. die Entfernung beider Nebennieren) können ebenfalls für einen Mangel an Lust verantwortlich sein.

Schmerzen, z. B. nach chirurgischen Eingriffen im Urogenitalbereich oder während einer Strahlenbehandlung, erschweren den Koitus oder machen ihn unmöglich. Alle Gefühle und Phantasien, die eine Erregung blockieren, wirken störend auf den sexuellen Verkehr. Die Folge kann u. a. sein, daß die Scheide trocken und eng bleibt und der Verkehr dadurch Schmerzen bereitet. In manchen Fällen lösen die entstehenden Schmerzen einen Scheidenkrampf aus (Vaginismus). Dabei ziehen sich die Muskeln rund um den Scheideneingang unwillkürlich zusammen, so daß der Partner sein Glied nicht einführen kann. Versucht er es trotzdem, steigern sich meist die Schmerzen, da die Muskeln krampfartig zusammengezogen sind. Bei dieser Störung kann eine gezielte Beratung und die Anwendung eines Entspannungsverfahrens (z. B. Autogenes Training) Abhilfe schaffen.

Das Erleben des Orgasmus kann ebenso beeinträchtigt sein. Obwohl dazu bisher eine Vielzahl von Untersuchungen vorliegen, die zu ganz unterschiedlichen Ergebnissen kommen, berichten beispielsweise eine Reihe von Frauen über ein vermindertes orgastisches Empfinden in Folge einer Hysterektomie, der operativen Entfernung der Gebärmutter.

Dazu eine Patientin: *„Es war nach der Operation einfach anders als vorher – obwohl mich mein Gynäkologe immer wieder darauf hingewiesen hat, daß durch die Operation keine Nervenstränge verletzt oder zerstört worden seien, die für mein Lustempfinden zuständig sind. Ich bin mir nicht sicher, ob ich es mir vielleicht nur einbilde – aber es fühlt sich einfach anders an, mein Orgasmus ist nicht mehr so tief und intensiv wie zuvor."*

In der Folge einer Krebserkrankung können auch nachorgastische Reaktionen auftreten, also Gefühlsverstimmungen nach befriedigendem sexuellen Verkehr.

Eine Patientin: *„Ich habe es gerade nach meiner Operation sehr genossen, wenn mein Mann in mir war. In diesen Momenten fühlte ich mich heil, geborgen, irgendwie stark und ohne Angst. Ich habe das zu diesem Zeitpunkt intensiver verspürt als je zuvor in meinem Leben. Aber wenn er danach aus mir rausging, fühlte ich mich oft wie allein gelassen, verletzlich, meiner Krankheit allein ausgeliefert. Das war wie ein schmerzliches Erwachen, und ich hatte oft richtige Weinkrämpfe. Diese abrupten Stimmungsumbrüche konnte mein Mann kaum verstehen, weil es ja zuvor, gerade auch in seinen Augen, so schön für mich gewesen war."*

Eine Übersicht über die möglichen sexuellen Beeinträchtigungen und Störungsbilder zeigt die folgende Tabelle:

Tab. 1: Diagnostische Einordnung sexueller Störungen der Frau

Abschnitt	Diagnose	Symptomatik
sexuelle Annäherung	sexuelle Lustlosigkeit, sexuelle Abneigung	Patientin empfindet selten oder nie sexuelles Verlangen, ist gleichgültig, hat Versagensängste oder zeigt Vermeidungsverhalten.
sexuelle Stimulation	Erregungstörung	Die Erregung ist im Hinblick auf Dauer oder Stärke nicht ausreichend für den Geschlechtsverkehr.
Einführung des Penis, Koitus	Vaginismus	Penetration durch krampfartige Verengung des Scheideneingangs gar nicht oder nur unter Schmerzen möglich.
	schmerzhafter Geschlechtsverkehr, Dyspareunie	Brennen, Stechen oder Schmerzen im Genitalbereich.
Orgasmus	Orgasmusschwierigkeiten	Orgasmus selten oder nie.
	Orgasmus ohne Befriedigung	„Physiologischer" Orgasmus ohne Lustempfindungen und orgastisches Erleben.
nachorgastische Reaktion	nachorgastische Verstimmung	Patientin empfindet nach dem sexuellen Verkehr Depressionen, Gereiztheit, innere Unruhe, hat Weinanfälle, Schlafstörungen.

Sexuelle Störungen des Mannes

Früher wurde zur Bezeichnung der sexuellen Störungen des Mannes häufig pauschal der Begriff „Impotenz" verwendet. Er sollte jedoch vermieden werden, da er zu ungenau ist, um die verschiedenen Störungsformen zu bezeichnen, und außerdem von vielen Betroffenen als entwertend empfunden wird. Es hat sich daher inzwischen eingebürgert, die jeweilige Störung genauer zu benennen:

Sexuelle Lustlosigkeit ist eine der häufigsten Reaktionen auf eine Krebserkrankung und der mit ihr verbundenen Behandlung. Das ist ganz normal, denn zunächst konzentrieren sich alle Kräfte und Gedanken auf das Überleben und lassen keine lustvollen Phantasien und Wünsche aufkommen. Die durch die Erkrankung ausgelösten Ängste, aber auch während der Behandlung auftretende Depressionen, Schmerzempfindungen, Übelkeit und andere Mißempfindungen blockieren meist die Entstehung sexueller Lustgefühle. Krebstherapien, die die Hormonausschüttung beeinflussen (z. B. beidseitige Hodenentfernung), bewirken zugleich einen Rückgang der sexuellen Lust.

Eine *Erektionsstörung* ist durch die mangelnde Fähigkeit gekennzeichnet, eine Gliedsteife zu erreichen oder ausreichend lange aufrechtzuerhalten, um einen befriedigenden Geschlechtsverkehr auszuüben. Es ist nur schwer abzuschätzen, in welchem Maß körperliche und/oder seelische Ursachen im Einzelfall für das Vorliegen einer Erektionsstörung verantwortlich sind. So liegt bei vielen Männern mit zunehmendem Lebensalter eine Verschlechterung der Blutversorgung des Gliedes durch Blutgefäßverengungen vor: Wissenschaftler vermuten, daß etwa 25 % der 65jährigen Männer in Deutschland in Folge bestimmter Grundkrankheiten (z. B.

Diabetes, Fettstoffwechselstörungen, Bluthochdruck) oder durch Rauchen unter solchen arteriosklerotischen Blutgefäßveränderungen leiden und dadurch Erektionsstörungen entwickeln. In anderen Fällen kommt es durch einen zu starken Blutabfluß aus den Schwellkörpern (venöses Leck) zu einer verminderten Gliedsteife. Bei krebserkrankten Männern können Erektionsstörungen, z. B. durch Nervenschädigungen bedingt sein, die aus bestimmten operativen Eingriffen resultieren. Es sind häufig umfangreiche Untersuchungen notwendig, um die jeweiligen Ursachen richtig einzuordnen und in der Folge adäquat zu behandeln.

Schmerzen im Genitalbereich, z. B. als Folge chirurgischer Eingriffe oder einer Strahlenbehandlung, sind geeignet, die Sexualität zu blockieren.

Mit dem Begriff *Ejakulationsstörung* werden verschiedene Störungen bezeichnet: Unter der vorzeitigen Ejakulation versteht man einen frühzeitigen Samenerguß, häufig bereits vor oder kurz nach dem Einführen des Gliedes in die Scheide. Bei der retrograden Ejakulation wird wegen des mangelnden Verschlusses des Blasenhalses (z. B. nach operativen Eingriffen) das Sperma „rückwärts" in die Blase ejakuliert (sog. „trockener Orgasmus"). Der Samen wird beim nächsten Urinieren später mitausgeschieden. Diese Störung führt mit großer Wahrscheinlichkeit zur Zeugungsunfähigkeit, hat aber später keinen hindernden Einfluß auf die Möglichkeit, mit einer Partnerin zu schlafen und dabei auch zum Orgasmus zu gelangen.

Eine Übersicht über die sexuellen Störungen des Mannes zeigt die folgende Tabelle:

Tab.2: Diagnostische Einordnung sexueller Störungen des Mannes

Abschnitt	Diagnose	Symptomatik
sexuelle Annäherung	sexuelle Lustlosigkeit, sexuelle Aversion	Patient empfindet selten oder nie sexuelles Verlangen, ist gleichgültig, hat Versagensängste oder zeigt Vermeidungsverhalten.
sexuelle Stimulation	Erektionsstörung	Keine Erektion vorhanden oder die Erektion reicht im Hinblick auf Dauer oder Stärke nicht für den Geschlechtsverkehr.
Einführung des Penis, Koitus	schmerzhafter Geschlechtsverkehr, Dyspareunie	Brennen, Stechen oder Jucken im Genitalbereich.
Orgasmus	vorzeitige Ejakulation	Ejakulation schon vor dem Einführen in die Scheide, beim Einführen oder unmittelbar danach.
	ausbleibende Ejakulation	Es kommt trotz ausreichender Erektion und intensiver Stimulation zu keiner Ejakulation.
	Ejakulation ohne Befriedigung	Ejakulation ohne Lustempfindungen und Orgasmus.
	retrograde Ejakulation	„Trockener Orgasmus", bei dem der Samen in die Blase ejakuliert wird.
nachorgastische Reaktion	nachorgastische Verstimmung	Patient empfindet nach dem sexuellen Verkehr Depressionen, Gereiztheit, innere Unruhe, hat Weinanfälle, Schlafstörungen.

Mit zunehmender gesellschaftlicher Veränderung hat die Sexualität einen Wandel in ihrer Bedeutung erfahren. Sozialwissenschaftler vermuten, daß es dabei zunehmend weniger „nur" um sexuelle Lust, sondern immer häufiger um die Bestätigung des eigenen Wertes geht.

Ein 48jähriger Patient: *„Wenigstens im Bett hatte ich das Gefühl, daß ich etwas wert bin. Ich war eigentlich immer stolz auf meine Potenz und hatte nie Schwierigkeiten, meine Frau zu befriedigen. Auch in meiner Junggesellenzeit hatte ich in dieser Beziehung einen guten Ruf – es gab niemals irgendwelche Klagen, wenn Sie verstehen, was ich meine. Wenn ich meine Frau zum Höhepunkt bringen konnte, empfand ich ein Gefühl von Macht, das mich richtig glücklich machte. Das hat mir geholfen, auch den Ärger im Beruf wegzustecken. Da gehöre ich doch schon lange zum alten Eisen, die nehmen mich gar nicht mehr ernst. Deshalb hat es mir dann auch so enorm zu schaffen gemacht, daß ich nach meiner Krebsoperation plötzlich impotent war."*

Gerade von Männern wird deshalb eine sexuelle Störung häufig nicht nur als eine schmerzliche Beeinträchtigung erlebt, sondern auch als ein Angriff auf ihre Identität und ihr Selbstwertgefühl.

Die Diagnose Krebs und ihre Auswirkungen auf das sexuelle Erleben und Verhalten

Krebs ist ein bevorzugtes Thema der Medien – Zeitschriften und das Fernsehen berichten immer wieder über Schicksale von Krebskranken oder von neuen Wegen zur Behandlung von Krebsleiden. Fast jeder von uns hat im Laufe seines Lebens selbst Kontakt mit einem oder mehreren Menschen, die an Krebs erkranken. Trotzdem trifft die Mitteilung der Diagnose „Krebs" die meisten Betroffenen vollkommen unvorbereitet, weil sie in ihrem bisherigen Leben den Gedanken an die Möglichkeit, selbst an Krebs zu erkranken, beiseite geschoben haben.

Die gefühlsmäßigen Reaktionen von Patienten auf die Mitteilung, daß sie an Krebs erkrankt sind, fallen sehr unterschiedlich aus. So wie jede Krebserkrankung für sich betrachtet werden muß, so individuell und vielfältig sind die möglichen Empfindungen der Betroffenen: Sie reichen von Angst, Verzweiflung, Empfindungen eines innerlichen Erstarrens bis hin zu Hoffnung und Glauben an eine Heilung. Häufig überwiegt zu Beginn das Gefühl der Bedrohung der eigenen körperlichen Existenz. Aus einem selbstverständlichen Alltagswissen („Jeder kann an Krebs erkranken, auch ich") wird plötzlich eine beängstigende, ganz konkrete Bedrohung. Maxie Wander, eine an Brustkrebs erkrankte Schriftstellerin, schrieb dazu in ihren Tagebuchaufzeichnungen: „*...an Krebs zu denken ist, als wäre man in einem dunklen Zimmer mit einem Mörder eingesperrt. Man weiß nicht, wo, wie und ob er angreifen wird.*"

Eine Krebserkrankung verändert das Leben in den meisten Fällen schlagartig. Plötzlich wird der Patient mit der Gefahr bleibender körperlicher Beeinträchtigungen und sozialer Isolation konfrontiert. Weil viele der Betroffenen die Diagnose als ein Todesurteil empfinden, stellen sich oft panikartige Ängste, Gefühle der Lähmung oder Depressionen ein. Der Medizinsoziologe Klaus Gerdes spricht deshalb von einem „Sturz aus der normalen Wirklichkeit".

Das folgende Fallbeispiel einer 47jährigen Frau macht das deutlich: *„Ich ging eigentlich immer mit sehr gemischten Gefühlen zu den Früherkennungsuntersuchungen beim Frauenarzt. Jedesmal die Befürchtung: ‚Vielleicht findet er dieses Mal ja doch etwas!' Als ich dann nach der letzten Untersuchung noch einmal einbestellt wurde, ahnte ich schon, daß es mich diesmal tatsächlich erwischt hat. Er drückte sich sehr vorsichtig aus – es gäbe einen verdächtigen Befund, aber das bedeute noch nichts Schlimmes. Ich müsse nur zu einer speziellen Untersuchung ins Krankenhaus. Ich glaube, nach den ersten Worten habe ich ihm gar nicht mehr richtig zugehört. Irgend etwas in mir ist damals einfach erstarrt. Ich konnte mir eigentlich keine schlimmere Krankheit als Krebs vorstellen. Krebs – das bedeutet doch für fast jeden, der davon betroffen ist, den sicheren Tod. Und vorher monatelange Krankenhausaufenthalte, Operationen, Pflegebedürftigkeit, Schmerzen und Siechtum. Ich glaube, davor fürchtet sich doch jeder! Und jetzt ich!*

Eine Woche später wurde ich stationär aufgenommen, wenige Tage danach operiert und meine Gebärmutter total entfernt. Die hektische Routine im Krankenhaus, die vielen Untersuchungen, all das hatte auch etwas Beruhigendes an sich: ‚Sie kümmern sich um dich.' Es blieb dadurch auch gar nicht soviel Zeit, um auf dumme Gedanken zu kommen. Nur abends, vor dem Einschlafen, da war es manchmal wie eine Berg- und Tal-

fahrt in mir. Im einen Moment war ich optimistisch, zuversichtlich, schmiedete Zukunftspläne, kurze Zeit danach war ich vollkommen verzweifelt und mir liefen die Tränen herunter. Ich schwankte immer wieder zwischen Verzweiflung und Zuversicht. Dieser Wechsel von ganz unterschiedlichen, intensiven Gefühlen von einem Moment zum anderen – das hatte ich noch nie zuvor in meinem Leben erlebt."

Alle Gedanken und Gefühle konzentrieren sich zunächst auf die notwendig werdende Behandlung und das Überleben – das Thema Sexualität tritt für die meisten Menschen in dieser Situation in den Hintergrund. Jedoch spätestens mit der Rückkehr in den Lebensalltag rückt für viele Patienten auch das Sexuelle wieder in den Blickpunkt, und es tauchen Fragen dazu auf. In den folgenden Kapiteln werden die Krebserkrankungen behandelt, die unmittelbare Auswirkungen auf die Sexualität haben können, anschließend wird dargestellt, welche Hilfestellungen möglich sind.

Sexuelle Beeinträchtigungen bei speziellen Krebserkrankungen der Frau

Brust

„Als ich eines Morgens beim Duschen einen Knoten in meiner Brust tastete, ahnte ich irgendwie gleich, daß ich Krebs habe. In der Zeit bis zur Krankenhausaufnahme beschäftigten mich nur zwei Fragen: Werde ich das überleben, und werde ich meine Brust behalten können?"

Die meisten von Brustkrebs betroffenen Frauen fühlen sich sowohl durch die Erkrankung als auch durch den möglichen Verlust ihrer erkrankten Brust bedroht. *„Es sind nicht nur die Blicke der Männer auf meinen Busen – er ist auch für mich selbst ein Symbol meiner Weiblichkeit und meiner körperlichen Attraktivität"*, äußert sich dazu eine 42jährige Frau.

Die weiblichen Brüste sind eigentlich keine Geschlechtsorgane, sondern ihrer Funktion nach die Milchdrüsen des Säugetiers Mensch. In unserem Kulturkreis haben die Brüste aber auch eine sexuelle Signalfunktion und sind eine Quelle sexueller Lustempfindungen. Sie werden vielfach als Symbol der Weiblichkeit schlechthin betrachtet. Es soll aber nicht verschwiegen werden, daß diese Reduzierung des Begriffs der Weiblichkeit auf äußerliche Merkmale nicht unumstritten ist. Die Auseinandersetzung mit ihrer Erkrankung könnte sicherlich vielen Frauen leichter fallen, wenn in unserer Kultur das weibliche Selbstbewußtsein weniger von äußerlichen Attributen bestimmt würde.

Die Brüste selbst bestehen aus drei verschiedenen Gewebearten, nämlich dem eigentlichen (Milch-)Drüsengewebe, dem Fett- und dem Bindegewebe. Sie sind auf dem großen Brustmuskel aufgelagert. Zum Zwecke der Untersuchung der Brust ist es üblich, die einzelnen Brüste in vier sogenannte Quadranten aufzuteilen.

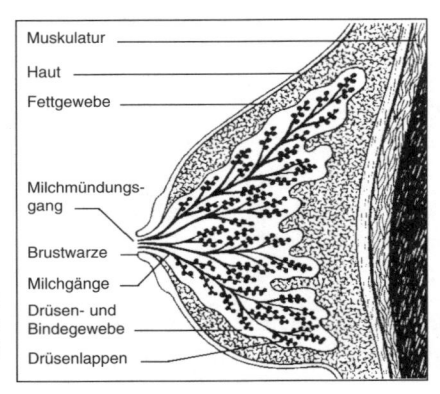

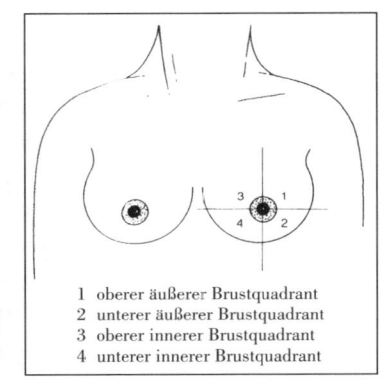

Abb. 4 und 5 weibliche Brust

Muskulatur
Haut
Fettgewebe
Milchmündungsgang
Brustwarze
Milchgänge
Drüsen- und Bindegewebe
Drüsenlappen

1 oberer äußerer Brustquadrant
2 unterer äußerer Brustquadrant
3 oberer innerer Brustquadrant
4 unterer innerer Brustquadrant

In der medizinischen Behandlung von Brustkrebserkrankungen hat sich in den letzten Jahrzehnten viel verändert. So ist beispielsweise die operative Entfernung einer befallenen Brust nicht mehr in jedem Fall notwendig. Unter bestimmten Voraussetzungen wird der erforderliche Eingriff heute so durchgeführt, daß die Brust trotz Entfernung des erkrankten Gewebes erhalten werden kann. Dabei entfernt der Chirurg nur den Tumor oder den betreffenden Quadranten der Brust mit einem Sicherheitsabstand zum gesunden Gewebe sowie die regionalen Lymphknoten in der Achsel. Die Entfernung dieser Lymphknoten ist wichtig, da sie die erste „Auffangstation" für über die Lymphgefäße abwandernden Krebszellen sind und schon bei relativ kleinen Tumoren befallen sein können. Anschließend folgt eine Bestrahlung der erhaltenen Brust. Verschiedene Studien haben inzwischen gezeigt, daß dieses schonendere Vorgehen mit gleich guten Überlebensaussichten einhergeht wie die Radikaloperation. Die mikroskopische Untersuchung der operativ entfernten Lymphknoten gibt u. a. Aufschluß darüber, ob eine adjuvante (unterstützende) Chemotherapie oder Hormontherapie erforderlich wird. In einer Reihe von Fällen (wenn z. B. der diagnostizierte Knoten im Verhältnis zur Brust zu groß ist) bleibt jedoch auch heute nur der Weg der operativen Entfernung der befallenen Brust, die sogenannte „Mastektomie".

Beide Vorgehensweisen (brusterhaltende Therapie und Entfernung der Brust) haben Nebenwirkungen zur Folge, über die operierte Frauen immer wieder berichten. Durch die bei dem Eingriff unvermeidliche Durchtrennung von Nervenbahnen können nach der Operation Wund- und Narbenschmerzen auftreten und eine vorübergehende oder auch dauerhafte Taubheit oder Überempfindlichkeit von Hautbezirken entstehen. Sie kann über die Innenseite des Oberarmes und die Brustwand bis in den Rücken reichen. In seltenen Fällen kommt es sogar zu „Phantomschmerzen" der entfernten Brust, d. h. die Brust wird schmerzhaft wahrgenommen, obwohl sie nicht mehr vorhanden ist. Wegen der Durchtrennung der Lymphgefäße im Bereich der Achseln kann es außerdem zu schmerzhaften Anschwellungen des Arms auf der operierten Seite kommen, da die Lymphflüssigkeit nicht mehr ausreichend in Richtung des Oberkörpers abfließen kann. Das Anschwellen des Armes tritt in bestimmten Fällen auch erst Wochen oder Monate nach der Operation auf. Dieses medizinisch als „Armlymphödem" bezeichnete Symptom ist allerdings heute durch verbesserte Operationstechniken selten geworden. Es ist möglich, das Lymphödem durch gezielte Behandlungsmaßnahmen wie Kompressionsverbände oder Lymphdrainage erfolgreich zu behandeln. Außerdem läßt es sich durch konsequente Einhaltung bestimmter Vorbeugemaßnahmen (z. B. Schonung, Hochlegen des Arms), über die der behandelnde Arzt oder die Krankengymnastin informieren, fast immer vermeiden. Bei entsprechenden Voraussetzungen kann auch der Versuch unternommen werden, ein Lymphgefäß aus dem Bein zu verpflanzen und dadurch einen ausreichenden Lymphabfluß zu erzielen.

Im Bereich der Operationsnarben treten manchmal schmerzhafte Spannungszustände auf, die durch den Verlust mehr oder weniger großer Haut- und Muskelanteile verursacht werden. Außerdem ist die normalerweise vorhandene Verschieblichkeit der Haut auf dem Untergewebe häufig durch Verklebungen eingeschränkt. Beides kann, neben der oben beschriebenen örtlichen Taubheit bzw. Überempfindlichkeit bei Berührungen, Mißempfindungen auslösen. Gerade hier ist es wichtig, sich dem Partner mitzuteilen und gemeinsam Formen der Zärtlichkeit zu entwickeln, die von beiden als befriedigend empfunden werden. Eigene regelmäßige gymnastische Übungen sowie krankengymnastische Behandlungen helfen oft dabei, die Beschwerden schrittweise zu beseitigen.

Bei der Strahlentherapie kommt es neben den akuten Auswirkungen (z. B. Kopfschmerzen, Übelkeit, Brechreiz) im bestrahlten Bereich gelegentlich zu einer vermehrten Hautpigmentierung, zu Erweiterungen der Blutgefäße sowie zu Verhärtungen oder Schrumpfungen des Gewebes.

Von einem bestimmten Krankheitsstadium an folgt auf die Entfernung des Tumors eine Hormontherapie oder eine Chemotherapie. Etwa ein Drittel der Tumore der weiblichen Brust sind in ihrem Wachstum von dem Geschlechtshormon Östrogen abhängig. Eine Hormontherapie erhöht die Chance, die Tumorgröße zu verkleinern oder die Entwicklung von Metastasen zu verhindern. Deshalb ist die Entfernung der hormonproduzierenden Eierstöcke eine mögliche Behandlung beim fortgeschrittenen Brustkrebs von Frauen vor den Wechseljahren.

Ist eine Hormonabhängigkeit einer Brustkrebserkrankung nachgewiesen, werden Medikamente verordnet, die den Östrogenspiegel im Blut senken oder deren Wirkung die Tumorzellen blockieren und dadurch Einfluß auf das Tumorwachstum nehmen. Dabei kommen die sogenannten LH-RH-Analoga (z. B. Zoladex® u. a.), Antiöstrogene (z. B. Nolvadex® u. a.), Aromatasehemmer (z. B. Orimeten® u. a.) oder Gestagene (z. B. Farlutal®, Clinovir® u. a.) zum Einsatz. Diese adjuvante Hormontherapie weist im allgemeinen weniger Nebenwirkungen auf als eine Chemotherapie. Die so behandelten Frauen müssen aber mit den für die Wechseljahre typischen Symptomen wie Hitzewallungen, Schwitzen, Trockenheit der Scheide und gelegentlich mit Schmerzen beim sexuellen Verkehr rechnen. In manchen Fällen wurde auch über Schlafstörungen, Depressionen sowie einen teilweisen oder vollständigen Verlust des sexuellen Begehrens berichtet. Die hormonelle Behandlung des Brustkrebses ist als eine zusätzliche Therapie anzusehen, die das krankheitsfreie Intervall verlängern kann. Eine Heilung kann dadurch nicht erreicht werden.

Für viele Frauen stellt der Verlust einer oder beider Brüste einen schwerwiegenden Eingriff in ihr körperliches Selbsterleben dar. *„Ich konnte mich danach nicht mehr als vollwertige Frau fühlen"* – so die Beschreibung einer Betroffenen über die seelischen Auswirkungen ihrer Operation. Viele scheuen nach der Operation den Blick in den Spiegel. Oft ziehen sich die Frauen zunächst sexuell von ihrem Partner zurück und vermeiden es, sich dessen Blicken auszusetzen: *„Heute denke ich, ich konnte mich selbst nicht ansehen – die Operationsnarbe, die fehlende Brust –, aber damals nach der Krankenhausentlassung habe ich das irgendwie auf meinen Mann geschoben. Ich dachte, er will mich so nicht sehen und entzog mich deshalb seinen Blicken und seinen Berührungen. Dabei hat er sich mir gegenüber sehr liebevoll verhalten und immer wieder versucht, mich zu trösten Aber ich blieb lange Zeit bei meiner Überzeugung, daß er mich nicht mehr attraktiv finden könne – bis ich irgendwann merkte, daß ich mich nicht annehmen konnte, einfach nicht akzeptieren wollte, eine brustamputierte Frau zu sein. Erst zu diesem Zeitpunkt habe ich begriffen, daß mein Mann mich immer noch liebt."*

Es bedarf erfahrungsgemäß einer geraumen Zeit, bis es die Mehrzahl der Frauen zulassen kann, von ihrem Partner an der gesunden Brust oder der Narbe berührt zu werden. Die Qualität der Partnerschaft ist hier von großer Bedeutung: Je mehr gegenseitiges Vertrauen und Zuneigung vorherrschen, desto besser gelingt die Anpassung an die krankheitsbedingten Veränderungen. Eine Reihe von Frauen berichten auch über einen störenden Einfluß der Operation auf ihr sexuelles Erleben und ihre Orgasmusfähigkeit.

Das Ergebnis der Operation wird von den Betroffenen sehr unterschiedlich verarbeitet: Manche Frauen ziehen sich in ihrer Partnerschaft auf Dauer sexuell zurück, andere versuchen, sich mit dem Verlust aktiv auseinanderzusetzen, oder lassen sich eine Brustaufbauplastik machen. Gerade weil eine solche plastische Operation keinen lebensnotwendigen Eingriff darstellt, sollte er zuvor gründlich bedacht werden. Kosmetische Eingriffe an der weiblichen Brust sind – wie jede andere Operation auch – mit Risiken verbunden und verändern das Erscheinungsbild der Patientinnen nicht selten anders als erwartet (s. S. 102 ff.).

Äußere Geschlechtsorgane

Die äußeren weiblichen Geschlechtsteile werden als Vulva bezeichnet; zu ihnen gehören der Schamhügel, die großen und kleinen Schamlippen, die auf deren Innenseite mündenden Bartholinischen Drüsen, die Klitoris sowie der Scheidenvorhof. Das Vulvakarzinom ist eine eher seltene Erkrankung und betrifft insbesondere Frauen zwischen dem 60. und 80. Lebensjahr.

Das Vulvakarzinom entwickelt sich häufig an den großen Schamlippen. Der Tumor wird in Abhängigkeit von seiner Größe entweder lokal entfernt oder mit einer sogenannten radikalen Vulvektomie behandelt. Dabei werden die großen und kleinen Schamlippen, die Klitoris sowie die regionalen Lymphknoten entfernt. Scheide, Gebärmutter und Eierstöcke bleiben intakt. Dieser Eingriff verändert das Aussehen der äußeren Geschlechtsorgane, auch wenn es zu einem späteren Zeitpunkt durch eine plastische Operation möglich ist, die großen und kleinen Schamlippen wieder herzustellen.

Da die äußeren Genitalien, d. h. Schamlippen und Klitoris, für das sexuelle Empfinden von besonderer Bedeutung sind, wird es für eine in dieser Weise operierten Frau oft sehr schwierig sein, einen Orgasmus zu erleben. Bei manchen Frauen ist die Scheide selbst nicht ausreichend empfindlich, außerdem klagen viele Patientinnen über Taubheitsgefühle oder Mißempfindungen im Genitalbereich. Berührungen um die Scheide und besonders um die Austrittsstelle der Harnröhre sollten nur sehr sanft ausgeführt werden, um Schmerzen und Reizungen zu vermeiden. Die Anwendung eines Gleitgels hat sich hier oft als hilfreich erwiesen. Narbengewebe am Scheideneingang kann Schmerzen beim sexuellen Zusammensein auslösen. Diese Beschwerden können durch die Anwendung eines Dilatators (s. S. 98) gelindert werden. In manchen Fällen besteht die Möglichkeit, durch eine operative Einfügung eines Hauttransplantates eine zu enge Scheidenöffnung (Stenose) zu weiten.

Die Entfernung des körpereigenen Gewebes im Genitalbereich führt manchmal auch dazu, daß sich die Frauen nicht mehr in enger Kleidung wohl fühlen, weil durch deren straffen Sitz unmittelbarer Druck auf den Scheideneingang und die Harnröhrenöffnung ausgeübt wird. Außerdem können durch die Entfernung der regionalen Lymphknoten schmerzhafte Schwellungen im Genitalbereich oder in den Beinen auftreten.

Es gibt jedoch eine Reihe von Berichten von operierten Frauen, die trotz des Verlustes von Vulva und Klitoris befriedigenden sexuellen Verkehr haben und zum Orgasmus kommen. Eine Patientin äußerte dazu:

„Ich habe nach der Operation erst einmal eine ganze Zeit gebraucht, bis ich überhaupt wieder an Sex denken konnte. Anfangs erschien es mir unvorstellbar, daß mich mein Mann überhaupt noch einmal berühren würde – so wund und verstümmelt wie ich war. Nach einiger Zeit habe ich dann aber selbst versucht herauszufinden, an welchen Körperstellen ich Berührungen noch als lustvoll empfinde. Erst als ich merkte, daß ich mich noch selbst befriedigen konnte und mich wieder einigermaßen sicher fühlte, habe ich meinen Mann ermutigt, wieder zu mir zu kommen und mit mir zu schlafen. Er hat mir dann auch klargemacht, daß er mich weiterhin sehr attraktiv und sexy findet. Eine ganze Stunde lang hat er mir erzählt, was er an mir besonders anziehend findet: meine klaren grünen Augen, mein klassisches Profil, meine schlanke Taille, meinen knackigen Po... Wenn wir heute miteinander intim sind, denke

ich nicht an das, was nicht mehr da ist, sondern konzentriere mich mit meiner Aufmerksamkeit auf die Stellen meines Körpers, an denen ich erregbar bin, und gebe mich dem hin. Ich genieße die Zärtlichkeiten meines Mannes und komme sogar manchmal zum Orgasmus, obwohl er für mich insgesamt an Bedeutung verloren hat."

Scheide

Bösartige Erkrankungen der Scheide sind sehr selten und betreffen überwiegend Frauen nach dem 50. Lebensjahr. Je nach Größe, Ausdehnung und Sitz des Tumors wird entweder eine operative Entfernung, eine Strahlen- oder Chemotherapie oder eine Kombination dieser Verfahren angewandt.

Je nachdem, an welcher Stelle der Scheide die Geschwulst sitzt, ist auch bei einer teilweisen Entfernung der Vagina ein Koitus noch möglich. Wird die völlige Entfernung der Vagina erforderlich, besteht bei jüngeren Patientinnen die Möglichkeit, nach dem Abschluß der Behandlung eine plastische Rekonstruktion der Scheide (Neovagina, s. S. 99 ff.) vorzunehmen. Nachuntersuchungen von vielen Frauen nach einer solchen Operation zeigen, daß der Mehrzahl der Befragten dadurch befriedigende sexuelle Beziehungen möglich wurden.

Die Autorin Antje F. schreibt in Ihrem Buch „Diagnose Krebs" über ihre Gefühle nach der Einsetzung der Scheidenprothese. *„Es erscheint wie ein Wunder! Unfaßbar. So unglaublich, so unbegreiflich und doch Realität. Noch heute brauche ich Zeit, um mich daran zu gewöhnen. Heute bekam ich eine Scheidenprothese. Als der Gynäkologe sie einsetzte, tat* es höllisch weh. Und daheim stellte ich fest, daß ich das Problem mit dem verengten Eingang nicht mehr habe! Diese eine, fast schon gewaltsame Dehnung des Gewebes hat ausgereicht... Irgendwie kann ich es auch jetzt, Stunden später, noch nicht fassen. Jetzt heißt es also nur noch aufzupassen, daß sich das Gewebe nicht wieder zusammenzieht. Und das ist allerdings etwas, das ich zu tun gedenke!"

Bei der Strahlentherapie kann es in Abhängigkeit vom Sitz und der Ausdehnung des Karzinoms sowie der Art der Bestrahlung zu einem mehr oder weniger vollständigen Verschluß der Scheide kommen, der den Koitus schmerzhaft oder ganz unmöglich macht. Es kann versucht werden, diese Nebenwirkungen durch die Anwendung von Vaginaldilatatoren und Gleitgels zu vermindern.

Gebärmutterhals und Gebärmutter

Wird wegen einer Krebserkrankung der Gebärmutter deren Entfernung notwendig, erfolgt meist eine erweiterte radikale Hysterektomie. Dabei werden neben der Gebärmutter auch die sie in ihrer Lage haltenden Bänder, das umgebende Bindegewebe sowie die umgebenden Lymphknoten entfernt. Da der Gebärmutterhals über den Gebärmuttermund in die Scheide übergeht, entfernt der Operateur auch diesen Teil einschließlich eines ein bis zwei Finger breiten Anteils der oberen Scheidenhälfte. Danach verschließt er die Vagina an ihrem oberen Ende. Während des darauffolgenden Heilungsprozesses kann etwas Körperflüssigkeit aus der Scheide fließen, bis die Wunde durch ein Narbengewebe verschlossen ist. Normalerweise heilt die Wunde am Scheidenstumpf innerhalb von zwei bis drei Wochen ab, anschließend ist auch ein (zu Beginn schonender) sexueller Verkehr wieder möglich.

Manche Frauen setzen die Entfernung ihrer Gebärmutter mit einem Verlust ihrer Weiblichkeit gleich. Eine Patientin meinte nach dem Eingriff dazu: *„Ich fühle mich wie ausgeräumt – als ob ich keine richtige Frau mehr wäre."* Solche Empfindungen können sich natürlich hemmend auf das Entstehen sexueller Lust und die Bereitschaft zu sexuellen Aktivitäten auswirken.

Über ihre Bewältigung dieser schmerzhaften Vorstellungen berichtete sie später: *„Ich glaube, mir wurde erst in den Gesprächen mit meinem Mann und später auch mit meinem Frauenarzt richtig klar, daß mein Frausein nicht nur darin besteht, eine Gebärmutter zu haben, oder besser, jetzt nicht mehr zu haben. Daß ich trotzdem eine Frau bin und mich mein Mann auch jetzt noch liebt und begehrt."*

Einige Frauen, die wegen ihrer Krebserkrankung zuvor Schmerzen und Kontaktblutungen beim Geschlechtsverkehr hatten, empfinden nach der Entfernung der Gebärmutter und der Beseitigung dieser Symptome aber auch eine deutliche Verbesserung ihrer Sexualität. Trotzdem können in den ersten Wochen und Monaten nach der Operation Wundschmerzen den sexuellen Verkehr beeinträchtigen. Narbenbildungen im kleinen Becken verursachen manchmal auch dauerhafte Beschwerden.

Wird zusätzlich zur Operation eine Bestrahlung durchgeführt, tritt als Begleiterscheinung gelegentlich eine entzündliche Veränderung der Scheide („radiogene Kolpitis") auf. Wurde die Bestrahlung von außen vorgenommen, heilt die Entzündung innerhalb weniger Tage ab; zusätzlich können von dem behandelnden Gynäkologen entzündungshemmende Ovula zum Einführen in die Scheide sowie Sitzbäder (z. B. mit Kamillosan®) verordnet werden.

Wird ein radioaktives Präparat (Radium, Cäsium bzw. Iridium) zur lokalen Bestrahlung in die Vagina eingeführt, dauert die Entzündung manchmal mehrere Wochen. In einigen Fällen tritt durch Gewebsveränderungen als Strahlenspätfolge ein teilweiser oder vollständiger Verschluß der Vagina (Obliteration) auf, der einen Koitus unmöglich macht. In diesem Fall sollte versucht werden, durch die Anwendung von östrogenhaltigen Salben sowie den Einsatz von Vaginaldilatatoren (s. S. 98) Abhilfe zu schaffen. Manchmal empfehlen Ärzte in dieser Situation auch die möglichst frühzeitige Aufnahme des sexuellen Verkehrs mit dem Partner, um die Scheide zu dehnen. Dazu eine Patientin: *"Der Gynäkologe empfahl uns, so oft wie möglich miteinander zu schlafen, um meine Scheide offenzuhalten. Obwohl ich von ihm zusätzlich ein Gleitmittel verordnet bekam, tat mir das Zusammensein mit meinem Mann jedesmal weh, und ich verlor dadurch jegliche Lust am Verkehr. Wir wußten beide, daß es medizinisch gesehen sinnvoll war, aber diese Art des Vorgehens hat unsere gemeinsame Sexualität über lange Zeit hinweg belastet und auf meiner Seite jegliches Begehren zerstört. Und obwohl wir körperlich gesehen Erfolg hatten und meine Scheide offenblieb, habe ich geraume Zeit gebraucht, um wieder ein unbefangenes Verhältnis zur Sexualität aufbauen zu können."* Als weitere Spätfolge kann außerdem eine Schrumpfung (Atrophie) der Scheidenschleimhaut zurückbleiben, mit der Folge, daß bei sexueller Erregung die Scheide nicht mehr feucht wird und es dadurch zu Schmerzen beim Koitus kommt.

Viele Frauen berichten nach der Operation über eine deutliche Abnahme ihres Bedürfnisses nach Sexualität und von Ängsten vor dem ersten sexuellen Verkehr mit ihrem Partner. Mehr als die Hälfte der Frauen gibt Schmerzen beim Koitus an. Hier ist das Verhalten des Partners von besonderer Bedeutung. Eine Patientin blickt zurück:

"Ich hatte natürlich große Angst davor, daß es beim ersten Mal weh tun könnte, obwohl die Wundschmerzen schon längst aufgehört hatten. Gott sei Dank konnte ich mit meinem Mann darüber sprechen, und ich wußte auch, daß er da Rücksicht auf mich nimmt. Er ist dann ganz vorsichtig in mich gekommen, und wir haben uns nur langsam dabei bewegt. Auf diese Weise konnten wir beide ein Gefühl dafür entwickeln, was noch möglich ist und wo es begann, mir weh zu tun. Wir haben dann lange Zeit eine Position bevorzugt, bei der ich auf ihm saß und es so steuern konnte, wie tief er in mich eindrang. Das hat mir sehr geholfen."

Auch die sexuelle Empfindungsfähigkeit wird in manchen Fällen in Mitleidenschaft gezogen. Die Entfernung der Gebärmutter beeinträchtigt das sexuelle Empfinden eigentlich nicht, da die für sexuelle Lustempfindung wichtigen Organe wie die Klitoris, die Schamlippen und die Vagina erhalten bleiben. Eine Reihe von Frauen berichtet trotzdem über ein vermindertes orgastisches Erleben nach der Entfernung ihrer Gebärmutter. Ein Grund für diese Beobachtung mag darin liegen, daß von vielen Frauen auch die orgastischen Kontraktionen der Gebärmutter als lustvoll erlebt werden. Neben dem Verlust dieser Empfindungen behindert möglicherweise Narbengewebe, das sich nach der Operation im Bauchraum gebildet hat, das als lustvoll empfundene Zusammenziehen anderer Beckenmuskeln.

Wurde eine operative Verkürzung der Scheide notwendig, trägt häufig ein etwas längeres Vorspiel dazu bei, daß sie trotzdem für einen Koitus ausreichend weit und feucht wird. Sollte sie trotzdem nicht groß genug sein, kann die Frau die Innenseiten ihrer Oberschenkel und die äußeren Schamlippen mit einem Gel gleitfähig machen und während der Vereinigung die Schenkel zusammenpressen. Damit wird der Raum zwischen ihren Schenkeln zu einer Erweiterung der Scheide, in der sich der Mann bewegen kann. Es besteht auch die Möglichkeit, das Glied des Mannes während der Vereinigung am oberen Ende mit den Händen zu umfassen und so eine Verlängerung der Scheide zu erreichen.

Nach einer Entfernung der Gebärmutter fällt auch deren Haltefunktion für die inneren Organe des kleinen Beckens weg. Es kann dadurch zu einer Absenkung von Scheide, Blase oder Darm kommen. Eine mögliche Folge dieser Verlagerung der inneren Organe sind Schmerzen beim sexuellen Verkehr.

Eine vollständige Entfernung der Gebärmutter beeinträchtigt oft eine Zeitlang das Entleeren der Blase, weil bei der Operation die in der Nachbarschaft der Gebärmutter liegenden Nervenbahnen beschädigt wurden. Häufig ist für einige Wochen nach der Operation keine vollständige Blasenentleerung möglich. Um Harnwegsinfekte zu vermeiden, lernt die Patientin deshalb, sich vorübergehend einen Blasenkatheter selbst einzuführen und den restlichen Urin dadurch zu entleeren. In diesem Fall ist es hilfreich, vor einem sexuellen Verkehr die Blase vollständig zu entleeren, um einem ungewollten und unkontrollierten Urinabgang während des Zusammenseins vorzubeugen.

Bei Frauen, die jünger als 40 Jahre sind, wird häufig versucht, mindestens einen der beiden Eierstöcke zu erhalten, damit der Körper weiterhin mit Östrogenen versorgt wird und kein vorzeitiges Klimakterium einsetzt. Auch ein Eierstock alleine produziert genug Hormone, um ein vorzeitiges Eintreten der Wechseljahre zu verhindern. Das Ei, das jeden Monat vom Eierstock ausgestoßen wird, wandert dann zwar den Eileiter herab, kann sich aber natürlich nicht mehr in der Gebärmutter einnisten und geht deshalb zugrunde. Ebenso kommt es natürlich nicht mehr zu Monatsblutungen. Bei Frauen, die über 50 Jahre alt sind, werden die Eierstöcke meist mitentfernt, da die Menopause bereits eingesetzt hat.

Bei einer ausgedehnten Krebserkrankung oder einem Rezidiv (Rückfall) wird auch eine sogenannte Exenteration durchgeführt. Dabei werden zusätzlich die Blase, Teile des Darms, der Scheide und eventuell auch der Vulva entfernt. Um trotz dieses weitgehenden Eingriffs sexuelle Intimität zu ermöglichen, besteht die Möglichkeit, eine neue Scheide, eine Neovagina anzulegen (s. S. 99 ff).

Nachuntersuchungen zeigen, daß es nach Gebärmutterkrebs in weniger als 10 % der Fälle zu länger dauernden Störungen in Partnerschaft und Ehe kommt. Der Mehrzahl der Paare gelingt es, die durch die Behandlungsfolgen ausgelösten sexuellen Probleme erfolgreich zu bewältigen.

Eierstöcke

Im Rahmen der Behandlung des Ovarialkarzinoms werden meist beide Eierstöcke operativ entfernt. Die wichtigste Auswirkung auf die Sexualität ist der Verlust der Fruchtbarkeit. Die Fähigkeit zum sexuellen Verkehr bleibt grundsätzlich erhalten. Allerdings kommt es durch den aus der Operation resultierenden Östrogenmangel bei Frauen vor der Menopause zu einem vorzeitigen Einsetzen der Wechseljahre mit den typischen Begleiterscheinungen wie Hitzewallungen und Trockenheit der Scheide. Um den Koitus zu erleichtern, empfiehlt sich die Anwendung eines wasserlöslichen Gels. Bei jüngeren Frauen besteht die Möglichkeit, den Östrogenmangel durch eine Substitutionstherapie medikamentös zu beheben.

Darm

Eine 54jährige Patientin berichtet: *"Als ich von den behandelnden Ärzten erfuhr, daß wegen meiner Darmkrebserkrankung ein künstlicher Darmausgang angelegt werden müsse, brach für mich eine Welt zusammen. Ständig so einen Beutel zu tragen – das erschien mir unvorstellbar. Was würde denn mein Mann sagen, wenn er mich so sieht?*

Er reagierte viel gelassener, als ich befürchtete: ‚Das wichtigste ist erst einmal, daß du wieder gesund wirst, und mit dem anderen werden wir auch fertig', sagte er immer wieder zu mir. Die ersten Male, als ich in der Klinik die Stomaversorgung alleine durchführen mußte, kämpfte ich mit Gefühlen von Ekel und Abscheu. Das sollte ich jetzt in Zukunft jeden Tag machen? Wie sollte ich mich daran gewöhnen – wie mein Mann? Nach der Entlassung vermied ich es, mich in seiner Anwesenheit umzuziehen oder mit ihm gemeinsam ins Bad zu gehen, was vorher ganz selbstverständlich war. Ich wollte auch nicht darüber sprechen, aber er hat sich durch mein Verhalten nicht irritieren lassen. Er begegnete mir weiterhin mit großer Zärtlichkeit. Ich glaube, daß mein Mann ganz wesentlichen Anteil daran hat, daß ich heute – zwei Jahre nach der Operation – wieder relativ unbefangen auf ihn zugehen kann. Es ist immer noch nicht so, daß ich meinen durch die Operation veränderten Körper wirklich akzeptiere. Ich wünsche mir oft, ich würde wieder aussehen wie vorher. Aber man lernt irgendwie, damit schrittweise besser zurechtzukommen. Mein Mann brachte mich sogar auf die Idee, ob ich mich nicht mit einem Bustier besser fühlen würde; er fände solche Reizwäsche außerordentlich erotisch, und für mich sei es vielleicht auch angenehm, weil dadurch der Beutel nicht mehr sichtbar sei. Er hatte recht. Es ist zwar ‚nur' ein Trick, aber er hilft mir dabei, mich trotz Stoma begehrenswert zu fühlen."

Auswirkungen einer Ileostoma- oder Kolostomaanlage auf die weibliche Sexualität

Die möglichen Ursachen, die nach der Anlage eines Stomas (künstlicher Darmausgang) zu sexuellen Störungen führen können, sind körperlicher und/oder seelischer Art. In vielen Fällen kommt es zu Wechselwirkungen. Die Ausdehnung der Operation ist von großer Bedeutung; die ausschließliche Entfernung von Teilen des Darms hat weniger schwerwiegende Folgen als beispielsweise eine wegen der Ausdehnung des Tumors zusätzlich notwendig werdende Entfernung von Gebärmutter, Eierstöcken und eventuell auch Teilen der Scheidenrückwand. Ganz allgemein gilt aber, daß durch die Anlage eines Stomas die Nerven des Genitalbereichs nur sehr selten in Mitleidenschaft gezogen und somit das Lustempfinden und die Orgasmusfähigkeit nicht beeinträchtigt werden.

In den ersten Wochen und Monaten nach der Operation verursachen die nur langsam verheilenden Operationsnarben häufig Schmerzen beim sexuellen Verkehr, insbesondere wenn nach einem Verschluß des Enddarms die Wundnähte bis in den Bereich des Scheideneingangs verlaufen. Dies gilt ebenso für die im Bauchraum liegende Wundhöhle, die bis zur endgültigen Abheilung schmerzhafte Empfindungen auslösen kann. In manchen Fällen bilden sich dabei Narbenstränge und Verwachsungen, die auch noch später Beschwerden verursachen können. Hier hilft nur Geduld.

Durch die Verlagerung von Organen während der Operation kann es auch zu einer Lageveränderung der Scheide kommen. Normalerweise liegt der Mastdarm wie ein Kissen unter der Scheide und wirkt so wie ein Polster. Durch die Entfernung dieses Darmabschnittes nimmt die Vagina einen eher horizontalen Verlauf und ist freier beweglich. Beim sexuellen Verkehr besteht die Gefahr, daß es zu schmerzhaften Zerrungen an den Bändern kommt, mit denen Scheide und Gebärmutter im Becken befestigt sind. In diesem Fall ist es sinnvoll, verschiedene Stellungen beim sexuellen Zusammensein auszuprobieren und sich auf diejenigen zu verlegen, die keine oder nur geringe Schmerzen verursachen. Die Lageänderung von inneren Organen im Becken führt manchmal auch zu Veränderungen der Druckverhältnisse, die die Funktion des Blasenschließmuskels beeinflussen. Als Folgeerscheinung treten dann unwillkürliche Urinabsonderungen oder Restharnbildungen auf.

Vorschläge zur Vermeidung von Störungen durch einen künstlichen Darmausgang während eines intimen Zusammenseins sind im Kapitel „Leben mit einem Stoma" (s. S. 90 ff.) aufgeführt.

Wird ergänzend zur Operation eine Chemotherapie oder Bestrahlung des Beckenraums notwendig, kommt es häufig zu einer Verminderung weiblicher Geschlechtshormone („Östrogenmangel"), die eine geringere Erweiterung und verminderte Feuchtigkeit (Lubrikation) der Scheide oder den Wechseljahren ähnelnde Beschwerden zur Folge hat. Bei fehlender Feuchtigkeit der Scheide hilft ein Gleitmittel auf Wasserbasis, bei Hormonmangel die ärztliche Verordnung entsprechender Medikamente. In den geschilderten Fällen ist jedoch eine gründliche medizinische Diagnostik erforderlich, um fachgerechte Hilfe leisten zu können.

Die Anlage eines Stomas erfordert aber vor allem von den betroffenen Frauen eine Auseinandersetzung mit dem nach der Operation veränderten Körperbild und den mit dem künstlichen Darmausgang verbundenen häufig intensiven Scham- und Ekelgefühlen. Viele Frauen empfinden die Anlage eines künstlichen Darmausganges als „Verstümmelung", die ihr Gefühl der körperlichen Attraktivität erheblich beeinträchtigt. Dazu werden das Stoma und die Stomaversorgung häufig als unsauber, ekelhaft oder abstoßend empfunden. Aus der Stomaöffnung unkontrolliert austretende Darmgase rufen peinliche Gefühle hervor, die bei manchen Frauen zunächst zu einem mehr oder weniger vollkommenen Rückzug aus der Öffentlichkeit führen. Diese Belastungen bleiben natürlich nicht ohne Einfluß auf das sexuelle Erleben und Verhalten. Ängste, von dem Partner nicht mehr als begehrenswert erlebt zu werden, oder Befürchtungen, der Beutel könnte sich während des Zusammenseins mit dem Partner lösen und unkontrolliert entleeren, führen häufig zu einer Vermeidung sexueller Begegnungen.

In dazu geeigneten Fällen wurde in den letzten Jahren nach der Entfernung des Dickdarms ein sogenannter „ileoanaler Pouch" angelegt. Der Pouch ist ein operativ aus Dünndarmteilen geschaffenes Reservoir, das an den Schließmuskel angeschlossen wird und dadurch eine Stuhlentleerung auf natürlichem Wege erlaubt. Der Vorteil dieses Verfahrens liegt darin, daß kein Stoma angelegt werden muß. Es kann jedoch nur angewandt werden, wenn der Schließmuskel bei der Tumorentfernung erhalten geblieben ist. Durch dieses Behandlungsverfahren wird die Intimität und Sexualität dann kaum beeinträchtigt. Bei schwangeren Frauen mit einem Pouch sollte allerdings eine ausführliche fachärztliche Beratung darüber stattfinden, ob die Entbindung des Kindes nicht besser durch einen Kaiserschnitt erfolgen sollte. Die Kontinenz ist beim Pouch von großer Wichtigkeit, und es sollten deshalb Risiken vermieden werden, die durch Verletzungen des Schließmuskels oder der Beckenbodenmuskulatur zu einer Gefährdung des Pouch führen könnten.

Blase

Zur Behandlung von Blasenkrebs ist bei fortgeschrittenen Stadien meist die chirurgische Entfernung der gesamten Blase notwendig. Häufig müssen dabei auch Gebärmutter, Eierstöcke, Eileiter, Muttermund und die Vorderwand der Scheide sowie die Harnröhre mitentfernt werden. Der von den Nieren ausgeschiedene Urin wird nach außen abgeleitet und in einem Urostoma aufgefangen.

Da bei der Operation eine Hälfte der Scheide entfernt wird, ist ohne ihre Wiederherstellung kein Geschlechtsverkehr mehr möglich. Dazu kann ein Hauttransplantat verwendet werden, häufig wird jedoch auch mit Hilfe der noch vorhandenen Rückwand ein neuer Scheidentunnel hergestellt. Dabei gibt es zwei Verfahren: Bei dem einen formt der Operateur aus der verbliebenen Rückwand eine neue Röhre, die der Länge nach und am oberen Ende zusammengenäht wird. Diese wiederhergestellte Scheide ist natürlich deutlich enger als vorher und kann dadurch beim Koitus Schmerzen verursachen. Dies tritt vor allem auch dann auf, wenn nach einer vorherigen Strahlentherapie das Gewebe der Scheide an Elastizität verloren hat. Bei dem zweiten Verfahren wird die Scheidenrückwand vorsichtig vom Mastdarm abgeschält und ihr oberer Teil nach unten gekippt, so daß eine Tasche entsteht, die an beiden Seiten zugenäht wird. Hier ist die wiederhergestellte Scheide zwar genauso weit wie zuvor, jedoch erheblich kürzer.

Der operative Eingriff hat üblicherweise keinen Einfluß auf das Orgasmuserleben, da die dafür empfindsamen Bereiche wie Schamlippen und Klitoris nicht geschädigt werden. Sollte es durch die Neuanlage der Scheide zu Schmerzen beim Koitus kommen, helfen Gleitmittel, die Gabe von Hormonen und die Anwendung von Scheidendilatatoren, diese Symptome zu bessern. Sollte der Koitus trotzdem weiterhin Schmerzen auslösen, ist es ratsam, das Liebesspiel ohne Koitus fortzusetzen.

Vorschläge zur Vermeidung von Störungen durch eine künstliche Urinausleitung (Urostoma) während eines intimen Zusammenseins sind im Kapitel „Leben mit einem Stoma" (s. S. 90 ff.) aufgeführt.

Sexuelle Beeinträchtigungen bei speziellen Krebserkrankungen des Mannes

Prostata

Ein 64jähriger Patient berichtet: *„Ich hielt es eigentlich nie für notwendig, zu einer Krebsfrüherkennungsuntersuchung zu gehen. Als ich vor drei Jahren zunehmende Schwierigkeiten mit dem Wasserlassen bekam, bin ich dann schließlich zu einem Urologen gegangen. Schon nach dem Abtasten der Prostata machte er ein bedenkliches Gesicht und sagte: ‚Das fühlt sich aber gar nicht gut an.' Er bestellte mich erneut und nahm drei Tage später eine Stanzbiopsie vor. Die Gewebeprobe zeigte, daß bei mir eine Krebsgeschwulst der Prostata vorlag. Der Urologe schaute mich ernst an und erklärte mir: ‚Leider müssen wir eine Radikaloperation durchführen und zusätzlich auch Ihre Hoden entfernen, um ein weiteres Wachstum des Krebses zu verhindern!' Ich war schockiert – nicht nur über die Diagnose, sondern auch über die mir bevorstehende operative Kastration. Ich hatte schon seit mehreren Jahren keinen sexuellen Verkehr mehr mit meiner Frau gehabt – andere Dinge waren für uns beide im Laufe der Jahre viel wichtiger geworden. Trotzdem: Plötzlich sollte ich kein richtiger Mann mehr sein!"*

Das Prostatakarzinom ist der dritthäufigste bösartige Tumor des Mannes. Betroffen sind vor allem ältere Männer, der Häufigkeitsgipfel liegt zwischen dem 60. und 80. Lebensjahr. Zu Beginn verursacht diese Krebserkrankung keine Beschwerden, daher sind viele Tumoren zum Zeitpunkt der Diagnosestellung bereits in einem fortgeschrittenen Stadium.

Die operative Entfernung der Prostata („Prostatektomie") hatte bisher für die Mehrzahl der Patienten unmittelbare Auswirkungen auf ihre Sexualität. Die Durchtrennung im Bereich der Vorsteherdrüse verlaufender Nervenbahnen führte zu einem Verlust der Erektionsfähigkeit. Bei einem Teil der Patienten (10–15 %) kehrte die Erektionsfähigkeit nach einiger Zeit zurück. Inzwischen wird ein neueres nervenschonendes Operationsverfahren (nach Walsh) angewandt, bei dem sexuelle Störungen seltener auftreten. Trotzdem bleibt ein vor der Operation nur schwer einzuschätzendes Risiko, eine Beeinträchtigung der Erektionsfähigkeit in Kauf nehmen zu müssen. Bisher dazu veröffentlichte Untersuchungen geben sehr unterschiedliche Wahrscheinlichkeiten zwischen 28 % und 89 % an, bei denen mit einer Erektionsstörung gerechnet werden muß. Die Orgasmusfähigkeit bleibt von der Operation jedoch unbeeinflußt. Auch wenn kein Eindringen in die Vagina mehr möglich sein sollte, kann also z. B. durch Streicheln des Gliedes ein Höhepunkt herbeigeführt werden.

Bei einer vollständigen Ausräumung der Prostata werden auch die in ihrer Nähe liegenden Samenblasen mitentfernt, die für die vorübergehende Aufnahme der Spermien verantwortlich sind. Nach einer solchen Operation wird deshalb beim Orgasmus keine Samenflüssigkeit mehr ausgestoßen (trockener Orgasmus). Die in den Hoden ausreifenden Spermien baut der Körper wieder ab. Bei Verletzungen von Hautnerven empfinden die Patienten eine Gefühllosigkeit im Leistenbereich oder an den Oberschenkeln.

Neben diesen operativ bedingten Schädigungen kommt es bei einer notwendig werdenden Bestrahlung bei 20 % bis 30 % der Patienten zu einer Veränderung der arteriellen Blutgefäße des Beckens (Fibrosierung). Dies kann den für eine normale Erektion notwendigen Blutzustrom in das Glied so vermindern, daß keine vollkommene Steifheit mehr erreicht wird. Weitere mögliche Bestrahlungsfolge ist auch eine vorübergehende entzündliche Veränderung des Harnleiters, die zu schmerzhaften Ejakulationen führt. Wird Haut im Genitalbereich durch die Strahlentherapie gereizt, ist eine besondere Pflege erforderlich.

Während der medizinischen Diagnose- und Therapiemaßnahmen (z. B. einer Nadelbiopsie) kommt es manchmal zu Blutbeimengungen in der Samenflüssigkeit. Das ist nicht ungewöhnlich – trotzdem sollte der behandelnde Arzt darüber informiert werden. Nach der Operation tritt manchmal eine Harninkontinenz ein, d. h. der Betroffene leidet unter dem unkontrollierten Abgang von Urin. Ursache ist, daß die Blase nach dem Eingriff nicht mehr richtig verschlossen werden kann. Die von Urologen dazu veröffentlichten Zahlen geben eine Wahrscheinlichkeit zwischen 2 % und 47 % an, bei der mit dieser Nebenwirkung gerechnet werden muß. Bei manchen Patienten handelt es sich allerdings nur um eine vorübergehende Störung. Nach einiger Zeit kehrt die Kontinenz wieder zurück

Circa 80 % der Prostatakarzinome sind hormonabhängig, d. h. ihr Wachstum wird von männlichen Sexualhormonen beeinflußt. Das Testosteron bewirkt, daß von der Prostata vermehrt Drüsensekrete gebildet und die Zellteilung angeregt wird. Bei Entzug dieses Hormons fehlt den Tumorzellen der notwendige Anreiz zu Teilung und Wachstum, und der Tumor bildet sich zurück. Bei einem fortgeschrittenen hormonabhängigen Prostatakarzinom ist es daher notwendig, diese Hormonzufuhr auszuschalten, um das Wachstum des Tumors zu unterbinden. Das führt zwar in den seltensten Fällen zu einer völligen Rückbildung des Karzinoms, jedoch sehr häufig zu einem Stillstand seines Fortschreitens. Hierzu gibt es zwei bewährte Verfahren:

• *Der chirurgische Eingriff:*
Bei dieser Operation werden beide Hoden, die den größten Teil des Testosterons produzieren, entfernt. Der Chirurg schält entweder die Hoden aus (subkapsuläre Orchiektomie), wobei die Hodenhüllen, die Nebenhoden und die Samenstränge erhalten bleiben, oder er räumt die Hoden vollständig aus (bilaterale Orchiektomie). Dadurch reduziert sich der Hormonspiegel so weit, daß die Prostata- und Karzinomzellen nicht nachwachsen. Es kommt dadurch allerdings zu einer kompletten Impotenz, die nicht mehr rückgängig zu machen ist. Die Vorteile dieses Verfahrens liegen darin, daß es sich um einen einmaligen Eingriff handelt und eine medikamentöse Dauerbehandlung entfällt.

• *Die medikamentöse Behandlung:*
Die Freisetzung von Testosteron wird durch die Hirnanhangdrüse, die Hypophyse, gesteuert. Sie produziert dazu selbst Hormone, die über den Blutkreislauf zu den Hoden gelangen und dort die Testosteronproduktion steuern. Man kann die Ausschüttung von Testosteron auch dadurch unterbinden, indem man ein Medikament (die sogenannten „LH-RH-Analoga") verordnet, das auf die Hypophyse einwirkt und dort die Hormonbildung unterbindet. Die Hoden – und damit die körperliche Integrität – bleiben also erhalten, nur die Hormonproduktion wird unterbrochen. Wegen der geringeren Beeinträchtigungen der Lebensqualität entscheiden sich die meisten Männer bei eingehender Beratung meist für die medikamentöse Therapie und gegen die Orchiektomie. Es ist lediglich einmal im Monat eine Injektion unter die Haut notwendig. Eine andere Behandlungsmethode ist die Therapie mit gegengeschlechtlichen Hormonen, also weiblichen Ge-

schlechtshormonen, den Östrogenen. Sie hat allerdings mehr Nebenwirkungen als die zuvor beschriebene Gabe von LH-RH-Analoga und wird nur noch in Ausnahmefällen durchgeführt. Auch kann die Wirkung des Testosterons an den Krebszellen durch die medikamentöse Gabe von Antiandrogenen blockiert werden.

Trotz der Vorteile bezüglich der Lebensqualität wird heute erst etwa die Hälfte der Patienten medikamentös behandelt, die anderen unterziehen sich dem operativen Eingriff. Beide Therapieverfahren erreichen das gleiche Ziel: Das durch Testosteron beeinflußte Wachstum des Tumors und eventueller Metastasen wird gestoppt und die Absiedelung von neuen Metastasen im Körper zunächst verhindert. Als Folgewirkung dieser Therapiemaßnahmen (Operation bzw. antihormonelle Medikamenteneinnahme) kommt es zu einer Abnahme des sexuellen Verlangens bis hin zum völligen Verschwinden. Dazu kommen vorübergehend Hitzewallungen und Schweißausbrüche, vergleichbar den Beschwerden von Frauen in den Wechseljahren. Außerdem entsteht eine mehr oder weniger ausgeprägte Feminisierung, die sich in einem verminderten Bartwuchs oder in einer Veränderung der Körperproportionen äußern kann. Zur Verhinderung der früher häufig zu beobachtenden Zunahme des Brustwachstums besteht heute die Möglichkeit einer prophylaktischen Bestrahlung der Brust vor Beginn der antihormonellen Therapie.

Der Betroffene muß nicht nur die Diagnose „Prostatakarzinom" verarbeiten, sondern sich auch damit auseinandersetzen, daß durch die notwendig werdende Behandlung seine Sexualität ganz unmittelbar negativ beeinflußt wird.

Auch wenn viele schon vor der Erkrankung altersbedingt sexuell nicht mehr aktiv waren, empfinden sie die Behandlung und ihre Folgen oft als „Verlust der Männlichkeit". Je jünger ein Patient ist, desto schwieriger ist die Situation. Ihre Bewältigung hängt vor allem davon ab, wie der Partner damit umgeht. Die Äußerung der Ehefrau eines Patienten verdeutlicht das:

„Mein Mann hatte anfangs sehr darunter zu leiden, daß er nicht mehr potent war und wir nicht mehr in der gewohnten Weise miteinander schlafen konnten. Das war für uns beide ein schmerzlicher Verlust. Ich habe ihm in dieser Zeit immer wieder gesagt: ‚Du bist für mich trotzdem mein Mann, und ich meine wirklich Mann, weil in meinen Augen deine Männlichkeit aus mehr als nur der Fähigkeit besteht, potent zu sein. Wir haben vor seiner Operation sehr oft die Erfahrung gemacht, daß ich bereits während des Vorspiels, allein durch sein Streicheln zum Orgasmus kam. Ich habe ihm einfach gesagt: Du hast doch noch deine Hände, um mir deine Liebe zu zeigen. Ich glaube, das hat sehr dazu beigetragen, daß er seine Verunsicherung allmählich überwunden hat."

Es gibt jedoch auch Möglichkeiten, durch Anwendung bestimmter Hilfsmittel trotz der behandlungsbedingten Impotenz eine Erektion zu erreichen und damit einen Koitus vollziehen zu können. Es handelt sich dabei um die SKAT-Technik (s. S. 113 ff.), die Anwendung von Erektionshilfesystemen (s. S. 111 ff.) oder das operative Einsetzen einer Penisprothese (s. S. 115 ff.). Der Erfolg dieser Verfahren beschränkt sich jedoch auf die Wiederherstellung der Erektionsfähigkeit. Sexuelle Lust, Orgasmus und Ejakulation können damit nicht beeinflußt werden.

Penis

Das Peniskarzinom ist ein seltener Tumor. Häufig wird die Diagnose erst sehr spät gestellt, da Schamgefühle oder Ängste vor einem operativen Eingriff in der Genitalregion die Patienten davon abhalten, frühzeitig zum Arzt zu gehen. Der Zeitpunkt der Diagnosestellung ist jedoch von erheblicher Bedeutung für das therapeutische Vorgehen: Bei früher Entdeckung reicht manchmal eine lokale Strahlentherapie, durch die die Sexualität nur wenig beeinträchtigt wird. In letzter Zeit kommt auch die Lasertherapie als schonendes Behandlungsverfahren zum Einsatz. Bei fortgeschrittenem Krankheitsstadium ist jedoch die operative Entfernung des Tumors und die – von der Lage, Größe und Ausdehnung des Tumors abhängige – teilweise oder vollständige Amputation des Penis die einzig erfolgversprechende Therapie. Für viele der davon betroffenen Patienten bedeutet diese Operation einen erheblichen Eingriff in das Selbsterleben ihrer Männlichkeit, wie es der folgende Rückblick eines 67jährigen Mannes verdeutlicht:

„Als man mir eröffnete, daß der Knoten an meinem Glied ein Karzinom sei und als einzige Behandlungsmöglichkeit die Amputation meines Gliedes in Frage komme, habe ich erst einmal zugestimmt. Ich wollte vor allem überleben und war wie gelähmt vor Angst, bald sterben zu müssen. Der Schrecken darüber, was man mit mir gemacht hat, kam erst, als ich beim ersten Verbandswechsel die Wunde sah. Ich war zu diesem Zeitpunkt schon seit acht Jahren verwitwet, das heißt, es gab niemandem, mit dem ich hätte schlafen können – das Kapitel hatte ich innerlich für mich abgeschlossen. Und trotzdem war ich entsetzt, plötzlich kein Mann mehr zu sein. Ich glaube nicht, daß man so etwas im positiven Sinn ‚verarbeiten' kann. So ein Verlust ist nicht ungeschehen zu machen, und ich schäme mich

beispielsweise immer noch, mit einer Badehose ins Schwimmbad zu gehen. Geholfen hat mir letztendlich die Bemerkung eines Psychologen in der Anschlußheilbehandlung, in der ich war. Er sagte zu mir: ‚Wissen Sie, das ist schlimm, was Ihnen passiert ist. Aber es war der Preis dafür, daß Sie jetzt noch am Leben sind.' Es hat mir geholfen, daß er meine Situation nicht so bagatellisiert hat – und sein Argument, daß ich dafür wirklich etwas bekommen habe, auch wenn der Preis hoch war, hat mich überzeugt."

Bei der teilweisen Amputation des Gliedes (partielle Penektomie) wird nur der obere Teil mit der Eichel entfernt. Bei manchen Patienten ist trotz dieses Eingriffs ein befriedigendes Liebesleben möglich. Bei sexueller Erregung wird der verbliebene Teil des Gliedes steif und ist häufig groß genug für einen Koitus. Obwohl die Eichel als besonders empfindsames Organ fehlt, kann der Mann trotzdem einen Orgasmus und einen damit verbundenen Samenerguß erleben. Manchmal kann jedoch auch nur ein Penisstumpf von etwa 3 cm Länge erhalten werden, der zwar einen gerichteten Harnstrahl ermöglicht, aber den Vollzug eines Koitus unmöglich macht. In diesem Fall ist es hilfreich, den eigenen Körper neu zu „erforschen" und bisher vielleicht unbekannte erogene Zonen zu entdecken, die sich zur sexuellen Stimulation eignen. Dazu der Bericht eines 48jährigen Patienten:

„Ich hatte von einem Urologen gehört, daß sich die Prostata auch zur sexuellen Stimulation eignet. Ich habe diesen Vorschlag zunächst vollkommen verworfen, zum Teil, weil es mir selbst fremd erschien, zum Teil, weil ich mich schämte und es meiner Frau nicht zumuten wollte. Irgendwann habe ich es ihr dann aber doch erzählt, und sie war wesentlich bereitwilliger, das mit mir auszuprobieren, als ich dachte. Das erste Mal, als sie ihren Finger in meinen After einführte und meine

Prostata vorsichtig massierte, überwogen eher die Schamgefühle und ein anfänglich unangenehmes Druckgefühl. Aber da mir meine Frau Mut machte, haben wir öfter damit experimentiert, und inzwischen ist diese Technik für uns beide zu einem wichtigen Teil unseres intimen Zusammenseins geworden. Ich komme dadurch fast regelmäßig zum Orgasmus, und meine Frau meint, es sei auch für sie eine schöne Erfahrung, mich so zum Orgasmus bringen zu können."

Da bei der Frau die äußeren Geschlechtsorgane (insbesondere die Klitoris) und das untere Drittel der Scheide auf Stimulation besonders empfindsam reagieren, kann sie auch bei einer Penisteilamputation des Partners die Sexualität genießen und zum Orgasmus kommen.

Bei einer vollständigen Amputation (totale Penektomie) entfernt der Chirurg das Glied mit seinen Gewebesträngen im Becken. Ergänzend legt er einen neuen Harnröhrenausgang zwischen Hodensack und After. Da der Blasenschließmuskel bei diesem Eingriff erhalten bleibt, wird eine Inkontinenz vermieden.

Wird eine primäre oder adjuvante Bestrahlung durchgeführt, kommt es manchmal zu vorübergehenden Ödembildungen sowie einer Veränderung des Schwellkörpergewebes („Fibrosierung"), die eine ausreichende Blutfülle für eine Erektion verhindert. Zum Schutze der Keimdrüsen gegen die bei der Behandlung anfallende Streustrahlung legt der Radiologe einen Bleikapselschutz an. Dennoch ist bei bestehendem Kinderwunsch ein zeitlicher Sicherheitsabstand nach der Strahlentherapie empfehlenswert.

Nachuntersuchungen zeigen, daß die meisten Männer nach einem solchen Eingriff auf sexuelle Aktivitäten verzichten. Es gibt jedoch immer noch die Möglichkeit, durch Stimulation anderer erogener Zonen sexuelle Erregung und Lustgefühle zu erleben; zu ihnen gehören der Hodensack sowie die umgebenden Hautregionen um Hodensack und After. Die Partnerin kann durch Streicheln der Genitalien, durch orale Stimulation oder die Anwendung eines Vibrators zur Befriedigung kommen. Ein Patient äußerte dazu:

„Auch wenn ich seit der Operation nicht mehr mit meiner Frau schlafen kann, habe ich nicht das Gefühl, sie sexuell nicht befriedigen zu können. Natürlich war es eine Umstellung für uns beide, aber im Grunde haben wir nur Techniken häufiger angewandt, die uns schon vorher vertraut waren und die zu unserem Vorspiel gehört haben. Dieses Gefühl, daß meine Frau trotzdem zum Orgasmus kommen kann, hilft mir sehr dabei, mit meinem eigenen Verlust umgehen zu können und für mich das Gefühl aufrecht erhalten zu können, trotzdem ein Mann zu sein."

Hoden

Der 24jährige Patient Alexander S. berichtet: *„Als ich eines Morgens beim Duschen eine Verhärtung meines einen Hodens feststellte, hatte ich gleich das ungute Gefühl, daß es sich um etwas Bösartiges handeln könnte. Der Urologe wies mich dann nach einer Untersuchung auch umgehend ins Krankenhaus ein, wo die Verdachtsdiagnose eines Hodentumors gestellt wurde. Die Ärzte schlugen eine Entfernung des befallenen Hodens und – bei Bestätigung der Diagnose – aus Sicherheitsgründen die Ausräumung von Lymphknoten im hinteren Bauchraum vor. Ich sah keine Alternativen und hatte damals nur einen Wunsch, nämlich zu überleben, egal wie. Was die*

Operation für Folgen für mich haben sollte, wurde mir erst wesentlich später deutlich. Ich war zwar auf mögliche Nebenwirkungen der Operation hingewiesen worden, aber vor dem Eingriff hatte ich dafür irgendwie kein Ohr. Erst als ich das erstemal wieder mit meiner Freundin schlief und keinen normalen Samenerguß mehr hatte, erinnerte ich mich an den Hinweis des Urologen auf einen möglicherweise auftretenden ‚trockenen Orgasmus'. Erst da wurde mir bewußt, daß ich durch den Eingriff zeugungsunfähig geworden war.

Sex – das hatte für mich früher nichts mit Kinderkriegen zu tun. Eine Schwangerschaft habe ich sozusagen als unerwünschte Nebenwirkung, als Unfall angesehen, nicht als etwas Positives. Jetzt traf mich die Erkenntnis, daß ich niemals eigene Kinder haben würde, wie ein Keulenschlag. Sicher spielte auch eine Rolle, daß ich immer noch nicht damit fertig war, Krebspatient zu sein, aber ich zog mich jedenfalls danach für Wochen von meiner Freundin zurück. Ich hatte das Gefühl, ich kann es ihr nicht mehr zumuten, mit mir zusammenzubleiben, weil sie von mir keine Kinder mehr bekommen kann. Es kam mir wie ein Betrug an ihr vor. Sie hat es damals bestimmt nicht einfach mit mir gehabt. Erst allmählich habe ich mit ihr zusammen mein Selbstwertgefühl wieder aufbauen können. Sie hat mir klargemacht, daß unsere Liebe etwas ganz Großes ist, das nicht abhängt von meiner Fruchtbarkeit oder Unfruchtbarkeit. Heute kann ich mich trotz der Operationsfolgen weiter als Mann fühlen."

Bei Hodenkrebs ist meist nur einer der beiden Hoden betroffen. Handelt es sich dabei um ein Seminom (vom Keimgewebe ausgehender Tumor), besteht die Behandlung in der operativen Entfernung des betroffenen Hodens sowie einer Nachbestrahlung der dazugehörigen Lymphabflußgebiete. Da die Hoden paarweise angelegt sind, entsteht im allgemeinen kein Hormondefizit, denn die Hormonproduktion des Hodens auf der anderen Seite ist ausreichend. Wird eine Strahlentherapie durchgeführt, muß auf die konsequente Anwendung einer Hodenschutzkapsel aus Blei geachtet werden, um eine Schädigung des gesunden Hodens zu verhindern.

Wird etwa bei nichtseminomatösen Karzinomen eine zusätzliche operative Entfernung der regionalen Lymphknoten (retroperitoneale Lymphadenektomie) oder eine sich anschließende Zytostatikatherapie notwendig, wird die Sexualität davon oft negativ beeinflußt. Nach der Lymphknotenausräumung kann es zu einer verminderten oder fehlenden Ejakulationsmenge bzw. einer Ejakulation in die Blase (trockener Orgasmus) kommen. Die daraus resultierende Zeugungsunfähigkeit (Infertilität) wird von vielen Männern als besonders belastend erlebt. Bei Anwendung von Zytostatika sollte – falls ein Kinderwunsch besteht – ein entsprechender zeitlicher Sicherheitsabstand von mindestens 3 Monaten eingehalten werden, um eine mögliche Mißbildung des Kindes zu vermeiden. Je nach den verwendeten Medikamenten kehrt bei etwa 30–50 % der behandelten Männer nach einem Zeitraum zwischen 2 bis 4 Jahren die Fruchtbarkeit wieder zurück.

In seltenen Fällen werden beide Hoden gleichzeitig oder in einem zeitlichen Abstand befallen, so daß eine Entfernung beider Hoden notwendig wird. Dadurch kommt es als Folgewirkung zu einem verringerten oder fehlenden sexuellen Verlangen. Außerdem treten vorübergehend Hitzewallungen und Schweißausbrüche auf, vergleichbar den Beschwerden von Frauen in den Wechseljahren. Zusätzlich macht sich eine mehr oder weniger ausgeprägte Feminisierung bemerkbar, die sich in vermindertem Bartwuchs, einer Veränderung der Stimmlage oder der Körperproportionen äußern kann.

Wie der Bericht von Alexander S. zeigt, kann die Entfernung eines oder beider Hoden eine erhebliche seelische Verunsicherung hervorrufen, da viele Männer die Hoden als ein Symbol ihrer Männlichkeit ansehen, genauso wie Frauen vielfach ihre Brüste als Symbol ihrer Weiblichkeit erleben. Daher ziehen sich manche Patienten vorübergehend sexuell zurück, manchmal auch aus Angst vor kränkenden Bemerkungen ihrer Partnerin – selbst wenn diese nur in spaßhafter Form geäußert werden („Du bis ja nur noch ein halber Mann!"). Befragungen von Patienten mit einem Hodentumor lassen erkennen, daß deren Selbstwertgefühl zum Teil erheblich beeinträchtigt wurde. Umgekehrt nahm jedoch die Zuneigung ihrer Partnerinnen eher zu, so daß die Beziehung deshalb nicht ernsthaft gefährdet war. Die verständnisvolle Haltung der Partnerin ist daher eine wesentliche Hilfe, die entstandenen Hemmungen zu überwinden und zu einem liebevollen Zusammenleben zurückzufinden.

Darm

Operative Eingriffe im Bereich des Beckens haben unmittelbare Auswirkungen auf die Sexualität, wenn die für die sexuellen Funktionen verantwortlichen Nervenbahnen verletzt oder zerstört werden. Dies trifft insbesondere für die abdomino-perineale Rektumresektion zu, bei der der untere Anteil des Dickdarms sowie der Mastdarm entfernt werden und ein künstlicher Darmausgang angelegt wird. Trotz der Entwicklung neuer Operationsmethoden ist die Beschädigung dieser Nerven nicht immer zu vermeiden. Eine mögliche Folge sind Erektionsstörungen und/oder seltener Ejakulationsstörungen.

Da im Rahmen der Operation möglicherweise auch Blutgefäße unterbunden werden müssen, die für die Entstehung der Erektion mitverantwortlich sind, kann es zu einer verminderten Erektion kommen, d. h. das Glied wird nicht steif genug, um einen Koitus zu ermöglichen. Die Empfindungsfähigkeit der Haut bleibt aber ebenso erhalten wie die Möglichkeit, einen Orgasmus zu erleben.

Nicht selten bessert sich nach einigen Monaten die Erektionsfähigkeit dadurch wieder, daß sich verletzte Nervenbahnen regenerieren oder die Blutversorgung der Schwellkörper über neu ausgebildete Adern geschieht. Jüngere Männer können erfahrungsgemäß eher damit rechnen, daß ihre Erektionsfähigkeit vollständig wiederhergestellt wird.

Die häufig ergänzend angewandte Strahlentherapie kann ebenfalls Auswirkungen auf die Erektionsfähigkeit haben. Bei hohen Strahlendosen und großflächigen Bestrahlungen des Bauchraumes kommt es manchmal zu Veränderungen der blutzuführenden Arterien zum Glied (Fibrosierung). Die Arterienwände vernarben und verlieren dadurch ihre Elastizität. Dadurch können sie ihren Durchmesser nicht mehr in dem Maß ausdehnen, wie es für das Erlangen einer vollständigen Erektion notwendig wäre. Diese Bestrahlungsfolge setzt nicht sofort in vollem Umfang ein, sondern macht sich erst in einem Zeitraum von ein bis zwei Jahren bemerkbar.

Zur Behandlung der Erektionsstörungen können die Erektionshilfesysteme (s. S. 111 ff.), die SKAT-Technik (s. S. 113 ff.) oder die Penisprothesen (s. S. 115 ff.) zum Einsatz kommen.

Bei Krebserkrankungen des Dünn- oder Dickdarms kann die Anlage eines Stomas notwendig werden. Der künstliche Darmausgang stellt für die meisten Betroffenen eine schwerwiegende Belastung dar, die erst schrittweise verarbeitet wird. Darunter leidet natürlich auch die Sexualität (s. S. 90 ff.). In dazu geeigneten Fällen wurde in den letzten Jahren nach der Entfernung des Dickdarms ein sogenannter „ileoanaler Pouch" angelegt. Der Pouch ist ein operativ aus Dünndarmteilen geschaffenes Reservoir, das an den Schließmuskel angeschlossen wird und dadurch eine Stuhlentleerung auf natürlichem Wege erlaubt. Der Vorteil dieses Verfahrens liegt darin, daß kein Stoma angelegt werden muß. Es kann jedoch nur angewandt werden, wenn der Schließmuskel bei der Tumorentfernung erhalten werden konnte. Durch dieses Behandlungsverfahren werden die Intimität und Sexualität deutlich weniger beeinträchtigt als bei einer Stomaanlage.

Blase

Je nach Größe und Ausdehnung des Tumors wird ein unterschiedliches therapeutisches Vorgehen notwendig. Entweder erfolgt eine lokale Abtragung durch die Harnröhre (Elektroresektion), oder es wird eine teilweise oder vollständige Entfernung der Blase erforderlich. Vor oder nach dem Eingriff wird je nach Tumorausdehnung eine Strahlen- oder Chemotherapie durchgeführt.

In der Mehrzahl der Fälle ist dieses Vorgehen mit Einschränkungen der Sexualität verbunden. Bei der vollständigen Entfernung der Blase werden die Prostata, die obere Harnröhre sowie die Samenblasen und die umgebenden Lymphknoten mitentfernt (Zysto-Prostato-Vesikuloektomie). Dieser Eingriff verursacht einen vollständigen Erektionsverlust, der jedoch durch die SKAT-Technik (s. S. 113 ff.), die Anwendung von Erektionshilfesystemen (s. S. 111 ff.) oder Penisprothesen (s. S. 115 ff.) behoben werden kann.

Wenn der Tumor noch keine anderen Organe befallen hat oder andere Einschränkungen nicht vorliegen, kann die Kontinenz durch die Anlage einer Ersatzblase wiederhergestellt werden. Seit Mitte der achtziger Jahre wird zumeist die sogenannte Ileum-Neoblase eingesetzt, eine aus einem etwa 55 cm langen Dünndarmteil neu geformte Ersatzblase. Durch diesen Eingriff wird eine sichere Kontinenz erreicht.

Ist die Anlage einer Ersatzblase nicht möglich, wird der Urin in den Dickdarm abgeleitet (Ureterosigmoidostomie) oder ein künstlicher Blasenausgang nach außen (kutane Ureterostomie) hergestellt. Bei einem Urostoma können geeignete Hilfsmittel dazu beitragen, trotzdem eine relativ ungestörte Intimität zu erleben (siehe Kap. „Leben mit dem Stoma", S. 90 ff.).

Wird eine Bestrahlung des Beckenraums erforderlich, kann das ebenso die Erektionsfähigkeit negativ beeinflussen. Die Wahrscheinlichkeit für ein Auftreten dieser Störung ist um so größer, je höher die applizierte Strahlendosis und je größer der bestrahlte Beckenbereich ist. Die Störung resultiert aus einer Schädigung der zum Glied führenden arteriellen Blutgefäße, die für das Entstehen der Erektion verantwortlich sind (Fibrosierung). Erfahrungsgemäß beobachtet etwa ein Drittel der bestrahlten Patienten eine Verschlechterung der Erektionsfähigkeit nach Abschluß der Bestrahlung.

Therapiebedingte Beeinträchtigungen der Sexualität

Strahlentherapie

Ziel einer Strahlentherapie ist es, krankhaft veränderte Zellen des Körpers mit ionisierenden Strahlen zu zerstören, um ihr weiteres Wachstum und ihre Ausbreitung zu verhindern. Ihr Erfolg hängt nicht nur von der Größe des Tumors, sondern auch von der Strahlenempfindlichkeit der kranken Zellen und von der Strahlenverträglichkeit des umgebenden gesunden Körpergewebes ab.

Eine Strahlentherapie ist wie andere Behandlungsverfahren auch von möglichen Nebenwirkungen begleitet, die sich auch auf die Sexualität auswirken können. Bei großflächigen Bestrahlungen kommt es häufig zu einer deutlichen Beeinträchtigung des Allgemeinbefindens, zu Übelkeit oder Brechreiz. Daß in einem solchen Zustand sexuelle Wünsche nicht aufkommen können, liegt auf der Hand. Wird die Strahlentherapie dagegen gut vertragen, steht auch der Fortführung eines normalen Sexuallebens nichts im Wege.

Neben diesen allgemeinen Strahlenfolgen finden sich je nach Tumor und Bestrahlungsart folgende spezifische Auswirkungen auf die Sexualität:

Bei *Frauen* kommt es nach der Bestrahlung des Beckenraumes schon nach der relativ geringen Strahlenmenge von 5 Gy zur dauerhaften Unfruchtbarkeit, d. h. zum Ausbleiben der Monatsblutung und zum vorzeitigen Einsetzen der Wechseljahre.

Durch die Bestrahlung kann auch das Gewebe der Scheide gereizt werden (radiogene Kolpitis) und mit einer Rötung ähnlich einem Sonnenbrand reagieren. Die Schädigung der Schleimhautoberfläche kann sie dünn und brüchig werden lassen. Viele Frauen beobachten deshalb leichte Blutungen nach einem Koitus. Bei einigen bilden sich auch wunde Stellen oder (gutartige) Geschwüre in der Scheide, die beim Verkehr Schmerzen auslösen. Diese Schädigungen heilen jedoch mit der Zeit aus.

Während der Behandlung und einige Wochen danach fühlt sich die Scheide noch weich an, im Verlauf der Zeit kann es jedoch durch die Strahlenschäden zu Narbenbildungen in der Scheidenwand kommen. Die Folge ist eine Verhärtung des Gewebes, so daß die Scheide ihre Elastizität verliert und bei sexueller Erregung nicht mehr in gleichem Maß dehnbar ist wie vor der Strahlenbehandlung. In manchen Fällen ist die Vernarbung so ausgeprägt, daß die Scheide sich verengt und verkürzt, so daß kein sexueller Verkehr mehr möglich ist. Dem kann durch das Dehnen der Scheide mit Hilfe eines Dilatators (s. S. 98) vorgebeugt werden. Regelmäßiger sexueller Verkehr ist eine weitere, „natürliche" Methode, um dieser unerwünschten Nebenwirkung einer Strahlentherapie vorzubeugen.

Unter der Voraussetzung, daß keine schweren Blutungen eines Karzinoms in der Blase, im Mastdarm, in der Gebärmutter, im Muttermund oder in der Scheide festgestellt wurden, kann eine Patientin auch während einer Strahlentherapie sexuellen Verkehr haben. Die äußeren Genitalien und die Scheide sind genauso empfindsam wie immer, und solange das Liebesspiel keine Schmerzen verursacht, ist der sexuelle Verkehr möglich. Es ist aber sinnvoll, dies vorher mit dem behandelnden Arzt zu besprechen.

Falls eine Hochdosisbestrahlung notwendig ist, aber noch Kinderwunsch besteht, kann durch ein vorheriges operatives Verlagern der Eierstöcke oder ein Tiefgefrieren von Eizellen eine spätere Schwangerschaft ermöglicht werden. Die Umlagerung der Eierstöcke kommt auch in Betracht, um die Hormonproduktion zu erhalten. Denn eine höher dosierte Bestrahlung im Beckenbereich führt zu einer Unterdrückung der Eierstockfunktion, die wiederum von einem Verlust an sexuellem Interesse und einem Aussetzen der Menstruation begleitet ist. Andernfalls müssen möglicherweise lebenslang Eierstockhormone zugeführt werden.

Bei *Männern* werden die Hoden nur in sehr seltenen Fällen direkt bestrahlt. Häufiger kommt es zu einer Schädigung durch die Streustrahlung, wenn benachbarte Körperbezirke bestrahlt werden. Man versucht, diese Nebenwirkung durch die Verwendung von Hodenschutzkapseln aus Blei zu minimieren. Trotzdem besteht das Risiko einer vorübergehenden Beeinträchtigung der Zeugungsfähigkeit durch Schädigung der Spermien, in wenigen Fällen auch eines jahrelangen Verlustes an lebensfähigen Spermien. Die Potenz bleibt in der Regel erhalten. Da in den Hoden ständig neue Samenzellen entwickelt werden, wird nach einer Wartezeit von mehreren Monaten die Zeugungsfähigkeit meist wieder erreicht. Sollte ein Kinderwunsch bestehen, ist eine Beratung durch den behandelnden Radiologen über den notwendigen zeitlichen Sicherheitsabstand notwendig. Bei Bestrahlungen im Bereich des Beckens oder der Leisten ist es sogar empfehlenswert, einen Zeitraum von etwa zwei Jahren einzuhalten, um das genetische Risiko möglichst niedrig zu halten.

Es kann allerdings durch eine Bestrahlung des Beckenraums zu einer Vernarbung der Blutgefäße kommen, die für die Blutversorgung des Gliedes verantwortlich sind. Mögliche Folge ist eine Erektionsstörung. So klagen etwa 40 % der Patienten, die wegen eines Prostatakarzinoms bestrahlt wurden, über eine Abnahme oder einen Verlust ihrer Erektionsfähigkeit als unerwünschte Nebenwirkung dieser Behandlung.

Chemotherapie

Zytostatika hemmen das Wachstum und die Vermehrung von Tumorzellen. Diese Behandlung ist, je nach Art und Kombination der verwandten Medikamente, von Nebenwirkungen begleitet, die auch die Sexualität betreffen. Ganz allgemein wird jede Art von Chemotherapie mehr oder weniger als belastend erlebt, und deshalb ist der Wunsch nach sexueller Intimität oft nur gering. Die auftretenden Empfindungen von Mattigkeit, Müdigkeit, Erschöpfung oder auch Übelkeit und Erbrechen klingen häufig erst allmählich nach dem Ende des Zyklus oder der Gesamtbehandlung ab. Haarausfall, Gewichtsverlust oder auch der zur Therapie notwendige Infusionskatheter können das Gefühl der eigenen Attraktivität zusätzlich vermindern. Die meisten Patienten berichten, daß ihr sexuelles Verlangen erst nach dem Abschluß der Therapie wieder das vorherige Niveau erreichte.

Die 28jährige Ehefrau eines Patienten mit chronisch myeloischer Leukämie (CML) berichtet: *„Mein Mann bekam ein Medikament mit der Bezeichnung Litalir. Es hatte zwar nicht die extremen Nebenwirkungen wie Haarausfall, Erbrechen oder Durchfall, aber seine Potenz wurde sehr schnell immer schwächer. Trotzdem sind wir genausooft ins Bett gegangen wie früher. Am Sonntag haben wir manchmal vier*

Stunden lang damit zugebracht, uns nur zu streicheln und zu umarmen. Ich konnte mich nicht satt sehen an seinem schönen schlanken Körper und habe auch immer wieder an ihm gerochen, weil er so einen eigenen Geruch an sich hatte, den ich von Anfang an gemocht habe. Er war ja auch weiterhin in der Lage, mich durch Streicheln zum Höhepunkt zu bringen. Wir haben überhaupt nichts vermißt, sondern jede Stunde genossen, die wir zusammensein konnten. Er sagte immer zu mir: ‚Wenn ich dich umarme, vergesse ich, daß ich Krebs habe.' "

Weiterhin lassen sich bei Frauen und Männern folgende *spezifische* Auswirkungen auf die Sexualität beobachten:

Bei *Frauen* kann vorübergehend oder auf Dauer die Hormonproduktion der Eierstöcke reduziert oder vollkommen gestoppt werden. Die Häufigkeit dieser Nebenwirkung ist vom Alter der Patientin und der Art und Dosis der Medikamente abhängig. Wird die Chemotherapie über einen Zeitraum von mehreren Monaten ausgedehnt und wird sie in Kombination mit einer Strahlentherapie durchgeführt, sind die Auswirkungen deutlicher spürbar. Dadurch können die typischen Symptome der Wechseljahre vorzeitig auftreten, d. h. Hitzewallungen, Trockenheit und fehlende Dehnbarkeit der Scheide sowie unregelmäßige oder ganz aussetzende Monatsblutungen.

Enthält die Chemotherapie auch Kortisonpräparate oder wird eine begleitende Antibiotika-Therapie notwendig, so kann eine Pilzinfektion in der Scheide auftreten. Sie macht sich durch Jucken, weißlichen Ausfluß und Brennen beim Geschlechtsverkehr bemerkbar.

Zur Vorbeugung einer Pilzinfektion ist es sinnvoll, täglich frische Baumwollslips zu verwenden. Locker sitzende Kleidung und Baumwollunterwäsche lassen Luft an die Scheidenregion gelangen und tragen so dazu bei, daß sich keine Infektion entwickelt. Tritt trotzdem eine Pilzinfektion auf, ist es wichtig, sie rechtzeitig und gründlich zu behandeln, da durch die Chemotherapie die körpereigene Abwehr geschwächt ist und jede Infektion gefährlicher werden kann als unter normalen Umständen.

Im allgemeinen werden die Zytostatika dem Körper über einen Venenkatheter zugeführt. In geeigneten Fällen besteht jedoch auch die Möglichkeit, das Medikament gezielter anzuwenden. Bei Blasenkrebs beispielsweise kann das Präparat direkt in flüssiger Form über einen Blasenkatheter in die Blase eingeführt werden und dort lokal zur Wirkung kommen. Diese Behandlung wirkt sich weniger auf das Sexualleben aus. Es kommt aber oft zu Schmerzen beim sexuellen Verkehr, wenn in Folge dieser Therapie Blase und Harnröhre noch entzündet sind.

Besteht ein Kinderwunsch, ist folgendes zu bedenken: Trotz eines vielleicht gestörten Menstruationszyklus ist eine Schwangerschaft möglich. Die bei einer Chemotherapie verwendeten Medikamente beeinflussen die Reifung der Samen- und Eizellen und können ein sich entwickelndes Kind schädigen. Daher ist auf einen sicheren Empfängnisschutz zu achten (siehe auch S. 143 ff.).

Bei *Männern* kann es bei einer Polychemotherapie, also einer Kombinationsbehandlung mit mehreren Substanzen (speziell bei Anwendung von sogenannten Alkylanzien), zu einer vorübergehenden Infertilität (Unfruchtbarkeit) kommen. Besonders häufig tritt diese Nebenwirkung bei jungen Männern auf, die wegen Morbus Hodgkin oder eines fortgeschrittenen Hodentumors behandelt werden. Im Spermiogramm findet sich dann eine verminderte Anzahl von Spermien, oder die Spermien fehlen ganz. Je nach Medikamentenkombination ist jedoch nach Abschluß der Therapie mit einer Rückkehr der Fertilität zu rechnen. Besteht ein Kinderwunsch, ist auch an die Möglichkeit einer Tiefkühlkonservierung von Sperma zu denken. Leider werden die dadurch entstehenden Kosten von den Krankenkassen in der Regel nicht übernommen.

Hormontherapie

Bei Krebserkrankungen, bei denen das Wachstum der Tumorzellen durch Hormone positiv beeinflußt wird, können Hormone zur Therapie eingesetzt werden. Ziel dieser Behandlungsmethode ist es, die Tumorzellen von der Hormonzufuhr abzuschneiden und sie dadurch „auszuhungern". Das geschieht entweder durch Ausschaltung der hormonproduzierenden bzw. -ausschüttenden Organe oder durch Medikamente, die die Hormonwirkung blockieren. Bestimmte Formen des Brustkrebses sowie des Gebärmutterkrebses bei der Frau und das Prostatakarzinom des Mannes sind Beispiele für solche hormonabhängigen Tumoren.

Bei *Frauen* ist es bei bestimmten Formen von Brust- oder Gebärmutterkrebs notwendig, die Eierstöcke zu entfernen oder mit Hilfe einer Bestrahlung deren Aktivität zu beenden. Es können auch LH-RH-Analoga, die die Hormonproduktion aussetzen, oder Antiöstrogene verordnet werden, die die Wirkung des Hormons an der Tumorzelle blockieren. Die Auswirkungen machen sich u. a. in den typischen Symptomen der Wechseljahre bemerkbar: Hitzewallungen, geringe Dehnbarkeit der Scheide sowie mangelndes Feuchtwerden bei sexueller Erregung. Die Menstruation tritt unregelmäßig auf oder setzt ganz aus. Trotz dieser Begleitumstände kann eine davon betroffene Frau sexuelle Begierde und Lust empfinden, da diese durch Androgene – das sind männliche Sexualhormone – gesteuert werden.

In manchen Fällen wird eine Behandlung mit Androgenen durchgeführt. Dieses Therapieverfahren kann die Lust auf Sexualität – manchmal sogar quälend – verstärken, bewirkt jedoch gleichzeitig eine Reihe störender Begleiterscheinungen wie Akne, Einsetzen von Bartwuchs, Entwicklung einer tieferen Stimme oder Vergrößerung der Klitoris. Dieser Prozeß wird als „Vermännlichung" (lat. Virilisierung) bezeichnet, hat aber keine entsprechenden Auswirkungen auf die Persönlichkeit der Frau.

Bei *Männern* wird die Hormontherapie beim Prostatakarzinom eingesetzt und umfaßt die chirurgische Entfernung der hormonproduzierenden Hoden (Orchiektomie) sowie den Einsatz von Antiandrogenen, LH-RH-Analoga und (selten) Östrogenen. Ziel dieser Behandlungsverfahren ist es, die körpereigene Produktion des Geschlechtshormons Testosteron zu minimieren oder dessen Wirkung zu blockieren. Durch die Hormontherapie werden in der Mehrzahl der Fälle die sexuelle Lust, die Erektionsfähigkeit und die Fertilität stark herabgesetzt oder vollkommen blockiert. Daneben können Begleiterscheinungen wie Hitzewallungen und Schweißausbrüche auftreten. Außer bei der chirurgischen Kastration sind diese Nebenwirkungen vorübergehend und bilden sich nach Beendigung der medikamentösen Therapie zurück.

Sonstige Medikamente

Krebserkrankungen machen in vielen Fällen eine vorübergehende oder auch dauerhafte Behandlung mit unterschiedlichsten Medikamenten erforderlich. Eine ganze Reihe von frei verkäuflichen oder ärztlich verordneten Arzneimitteln üben jedoch als unerwünschte Nebenwirkung einen störenden Einfluß auf die Sexualität aus. Beispielsweise können blutdrucksenkende Mittel oder Medikamente zum Schutz des Magens vor zuviel Säure manchmal Erektionsstörungen auslösen. Gerade hier ist eine individuelle Beratung durch den behandelnden Arzt unumgänglich. In manchen Fällen wird er ein anderes Medikament verschreiben, aber nicht immer ist die Nebenwirkung zu vermeiden.

Die folgende Tabelle gibt eine Übersicht über einige Medikamente, bei denen störende Auswirkungen auf die Sexualität beobachtet wurden:

- Anticholinergika
- Antiepileptika
- Antihormone
- Appetitzügler
- Blutdrucksenkende Medikamente
- Blutfettsenkende Medikamente
- Diuretika
- Entzündungshemmende Medikamente
- Beta-Blocker
- Magenschützende Medikamente
- Migränebehandlungsmittel
- Opiate
- Psychopharmaka
- Zytostatika

Bei der zuletzt genannten Gruppe, den Zytostatika, kommt im Rahmen einer Chemotherapie eine Vielzahl unterschiedlichster Wirksubstanzen zum Einsatz. Bei manchen ist eine Beeinträchtigung der Sexualität, beispielsweise der Funktion der Eierstöcke oder der Reifung von Spermien, nachgewiesen, bei anderen hingegen sind solche Nebenwirkungen unwahrscheinlich oder bisher unbekannt. Manchmal ist es auch von der Dosierung des Medikaments abhängig, ob Nebenwirkungen auftreten oder nicht. Es ist daher empfehlenswert, Fragen dazu noch vor dem Beginn einer Chemotherapie, spätestens aber, wenn diese Nebenwirkungen auftreten, mit dem behandelnden Onkologen zu besprechen.

Leben mit einem Stoma

Krebserkrankungen des Dünn- oder Dickdarms machen in vielen Fällen die Anlage eines künstlichen Darmausganges notwendig. Bei einer Ausleitung des Dünndarms wird von einer „Ileostomie", bei der Ausleitung des Dickdarms von einer „Kolostomie" oder einer „Transversostomie" gesprochen. Ein künstlicher Darmausgang wird in der Medizin auch als „Anus praeter" bezeichnet. Um die durch die Anlage eines Stomas ausgelösten sexuellen Probleme und Schwierigkeiten besser verstehen zu können, zunächst eine kurze Beschreibung des jeweiligen operativen Vorgehens und dessen Folgen.

Ileostomie

Eine Ileostomie wird beispielsweise notwendig, wenn der Dünndarminhalt weiter unten gelegene Abschnitte des Darms nicht passieren kann oder ein Darmbereich nach der Anlage einer operativen Naht ausheilen soll und daher der Schonung bedarf. Dazu wird eine Dünndarmschlinge an eine operativ hergestellte Öffnung in der Bauchdecke herangezogen und dort vernäht. Der dünnflüssige Darminhalt wird an dieser Stelle durch einen aufgeklebten Kunststoffbeutel aufgenommen.

Kolostomie

Die häufigste Indikation für die Anlage eines Kolostomas ist ein Krebsbefall des Enddarms. Dazu wird der Dickdarm an eine operativ hergestellte Öffnung in der Bauchwand angeschlossen, durch die der Darminhalt nach außen tritt und dort von einem Beutel (Kolostomiebeutel) aufgefangen wird. Die endgültige Anlage eines Kolostomas wird nötig, wenn es aus Sicherheitsgründen erforderlich ist, den Schließmuskel zu entfernen und den natürlichen Darmausgang operativ zu verschließen. Die Patienten sind dadurch auf den dauerhaften Gebrauch von Beutelsystemen angewiesen, soweit sie nicht die Irrigationstechnik (s. S. 94) anwenden können.

Doppelläufige Transversostomie

Die Transversostomie wird bei operativ nicht anders behandelbaren Krebserkrankungen des Dickdarms oder als Schutz eines anderen operierten Darmabschnittes („protektives Stoma") durchgeführt, damit Operationswunden ausheilen können. Dazu wird eine Darmschlinge des querverlaufenden Dickdarmabschnittes an eine operativ hergestellte Öffnung in der Bauchhaut herangezogen und dort an ihrer Vorderseite eröffnet. Dadurch entstehen zwei Öffnungen („zuführender" und „abführender Schenkel"). Durch den zuführenden Schenkel entleert sich der Darminhalt, der abführende Schenkel ruht weitgehend in seiner Funktion.

Bei einem protektiven Stoma wird der künstliche Darmausgang nach einer gewissen Zeit zurückverlagert und die Öffnung in der Bauchhaut wieder verschlossen. Dabei wird die weitere natürliche Darmpassage wiederhergestellt oder tritt in Funktion. Der Patient erhält damit seine Kontinenzfähigkeit zurück.

Jede Operation stellt eine Belastung dar. Die Anlage eines künstlichen Darmausgangs ruft zusätzlich bei vielen Patienten zunächst große Schamgefühle hervor, denn auf die „Reinlichkeit" und „Sauberkeit" wird bereits bei der Kindererziehung größter Wert gelegt. Kaum etwas ist in unserer Gesellschaft mehr tabuisiert als die Ausscheidung, also Stuhl und Urin, und die damit verbundenen Geräusche und Gerüche. Viele Patienten erleben es bereits als Zumutung, während eines Krankenhausaufenthaltes plötzlich eine Bettpfanne benutzen zu müssen – und das vielleicht noch in Anwesenheit anderer Menschen in einem Mehrbettzimmer. Dies gilt in gleichem Maß für die Ausleitung des Dünndarm- oder Dickdarminhaltes über einen künstlichen Darmausgang.

Ein Patient: *„Als ich hörte, daß mir ein Stoma angelegt werden muß, brach für mich eine Welt zusammen."* In ähnlicher Weise erleben viele Patienten die Mitteilung, daß ein künstlicher Darmausgang angelegt werden muß, und es bedarf einer im Einzelfall ganz unterschiedlichen Zeit, bis man sich an das Stoma gewöhnt hat.

Das Stoma kann auch zur Ursache sexueller Einschränkungen werden – zusätzlich zu den manchmal unvermeidbaren unmittelbaren Operationsfolgen. Die mit dem Stoma verbundenen Schamgefühle machen es auch schwer, sexuell auf den Partner zuzugehen und sich ihm zu zeigen.

Eine Patientin: *„Ich konnte mir nicht vorstellen, daß mich mein Mann überhaupt noch begehrenswert finden würde, und habe es vermieden, mich ihm zu zeigen. Ich habe es erst nach mehreren Monaten geschafft, den intimen Kontakt mit* *meinem Mann wieder aufzunehmen, und bis heute bleibt es für mich schwierig. Wir haben einen Weg gefunden, der es mir möglich macht, mit ihm zusammenzusein, ohne zu viel Scham zu empfinden oder selbst irritiert zu sein. Wir liegen beim Verkehr beide auf der Seite, er hinter mir, so daß er mich nicht von vorne sieht – so fühle ich mich geschützt. Ganz abgesehen davon, macht es die Stellung auch möglich, daß er mich gleichzeitig mit den Händen an meiner Klitoris streicheln kann, während wir miteinander schlafen. Das macht es mir leichter, zum Orgasmus zu kommen."*

Das Beispiel macht deutlich, wie wichtig es ist, einen jeweils individuellen Weg zu finden, um das Stoma nicht zu einem unüberwindbaren Hindernis für die gemeinsame Intimität werden zu lassen. In manchen Fällen kommt es zu anhaltenden Depressionen, die auch das Bedürfnis nach Intimität vollkommen in den Hintergrund treten lassen. Hier ist eine psychotherapeutische Beratung und Behandlung unbedingt zu empfehlen.

Gelingt eine schrittweise Auseinandersetzung mit dem Stoma, können Hilfsmittel dazu beitragen, sexuelle Beziehungen wieder aufzunehmen. So „verbergen" viele Betroffene ihre Stomaversorgung durch eine Leibbinde oder ein Korsett, das die eigene erotische Ausstrahlung sogar noch unterstreicht. Andere Patienten überziehen ihren Stomabeutel mit einer Hülle aus bedrucktem oder gemustertem Stoff, um einen ästhetischen Anblick zu erzielen. Für Träger eines Kolostomas kommen auch Stomakappen oder Minibeutel als kurzzeitige Versorgung in Frage. Da ein Anus praeter nicht den ganzen Tag über aktiv ist und Stuhl ausscheidet, kann man seine sexuellen Aktivitäten auch zu Tageszeiten einplanen, in denen das Stoma erfahrungsgemäß nicht aktiv ist – das gibt zusätzliche Sicherheit.

Bei einem dazu geeigneten Stoma (endständige Sigmacolostomie) kann die Irrigationstechnik eingesetzt werden. Sie stellt für den Zeitraum von 24 bis 48 Stunden eine Kontinenz her und macht den Patienten dadurch von Stomaversorgungssystemen unabhängig. Dazu wird über das Stoma eine Darmspülung (Irrigation) gemacht, die zu einer weitgehenden Darmentleerung führt. Ein Vorteil dieses Verfahrens besteht auch darin, daß es zu einem deutlich geringeren Windabgang kommt. Nach dem Abschluß der Irrigation kann sich der Patient durch eine kleine unauffällige Versorgung (Stomakappe oder Minibeutel) wesentlich freier bewegen und fühlt sich auch in sexuellen Kontakten nicht in dem Maß eingeschränkt wie bei der normalen Versorgung. Die Irrigation sollte frühestens vier Wochen nach der Operation begonnen und von einer ausgebildeten Fachkraft (Stomatherapeut/in) ausführlich erklärt und gezeigt werden.

Es sind nicht nur das durch die Operation veränderte Körperbild und die mit dem Stoma verbundenen Schamgefühle, viele Betroffene leiden auch unter den manchmal mit der Ausleitung des Stuhls verbundenen Geräuschen und Gerüchen. Ein Patient: *„Selbst wenn man der Werbung der Firmen glauben will – manchmal riecht es eben doch. Und wenn auch nur deshalb, weil ich mir bei der Stomaversorgung nicht genug Zeit gelassen habe und die Platte nicht richtig sitzt. Und dieser Geruch ist so peinigend – gerade auch dann, wenn man einer Frau näherkommen möchte. An die Geräusche habe ich mich gewöhnt. Auch wenn ich durch eine entsprechende Ernährung viel dazu beitragen kann, daß es da unten ruhig bleibt, blubbert es manchmal doch. Aber daran kann ich mich noch am ehesten gewöhnen."*

Die Mehrzahl derjenigen krebskranken Frauen, die einen künstlichen Darmausgang angelegt bekommen, gehört zu einer Altersgruppe, in der keine Schwangerschaft mehr zu erwarten ist. Es gibt jedoch auch immer wieder Frauen im gebärfähigen Alter, die davon betroffen sind – zumal die Erfolge der Medizin auch dazu beitragen, daß zunehmend älteren Frauen die Möglichkeit einer Schwangerschaft offensteht. Normalerweise kann eine Frau mit einem Stoma nach der Überwindung ihrer Krebskrankheit schwanger werden und das Kind ohne besondere Probleme austragen. In seltenen Fällen kommt es zu einem Prolaps des Stomas oder zu einem Narbenbruch oder Darmverschluß (Ileus). Diese Komplikationen sind aber medizinisch beherrschbar. Falls ein Kinderwunsch besteht, sollte jedoch unbedingt zuvor eine umfassende Beratung durch den behandelnden Onkologen und einen Gynäkologen erfolgen.

Medizinische Behandlungsmöglichkeiten bei sexuellen Störungen

Aphrodisiaka

Als Aphrodisiaka werden Mittel zur Anregung und Intensivierung sexueller Lust und Potenz bezeichnet. Weit verbreitet sind Früchte oder Pflanzenteile wie die Ginsengwurzel oder die Alraunwurzel. Der Gebrauch dieser Stoffe ist unschädlich, die erwünschte Wirkung der meisten Substanzen jedoch nicht wissenschaftlich nachgewiesen. In der Behandlung von Erektionsstörungen wird von manchen Ärzten Yohimbin empfohlen, das aus dem Extrakt der Rinde des Yohimbinbaumes gewonnen wird. Es soll eine Blutdrucksteigerung und dadurch eine verbesserte Durchblutung des Gliedes bewirken, manche Patienten berichten auch von einer Zunahme des sexuellen Verlangens. Yohimbin sollte jedoch nur auf Verordnung eines Arztes eingenommen werden, um Dosierung und mögliche Nebenwirkungen wie Tremor und Erregungszustände kontrollieren zu können.

Sexualhormone

In den seltensten Fällen ist eine sexuelle Störung im Zusammenhang mit einer Krebserkrankung und deren Behandlung durch Hormongaben positiv zu beeinflussen. Das für die Entstehung sexuellen Verlangens bedeutsame Hormon Testosteron darf sogar bei bestimmten Krebserkrankungen wie dem fortgeschrittenen Prostatakarzinom auf keinen Fall verabreicht werden, weil damit der Tumor und eventuelle Metastasen im weiteren Wachstum gefördert werden.

Eine lokale Gabe von Sexualhormonen in Form von östrogenhaltigen Salben kommt bei atrophischen Veränderungen der Scheide in Frage. Wegen der Hormonabhängigkeit mancher Tumore muß dies jedoch in Absprache mit dem behandelnden Arzt erfolgen.

Psychopharmaka

Es gibt eine Vielzahl unterschiedlichster Medikamente, die Einfluß auf das seelische Erleben nehmen. Zur Behandlung sexueller Funktionsstörungen im Rahmen von Krebserkrankungen kommen sie jedoch nicht zum Einsatz. Viele der ärztlich verordneten Psychopharmaka (wie Tranquilizer oder Barbiturate) setzen als Nebenwirkung das sexuelle Verlangen eher noch herab. Bei durch die Krankheit ausgelösten depressiven Verstimmungen können sie jedoch vorübergehend verordnet werden und zu einer Stimmungsaufhellung beitragen.

Vibratoren

Vibratoren können zur Selbststimulation oder im Zusammensein mit einem Partner angewandt werden. Es gibt sie in Penisform oder als Scheidenattrappe. Vibratoren sind ein geeignetes Hilfsmittel, um nach schwerwiegenden operativen Eingriffen den eigenen Körper schrittweise neu zu erkunden und die Reaktionen verschiedener Körperregionen auf sexuelle Stimulation kennenzulernen.

Hilfen gegen Trockenheit der Scheide

Wenn die Scheide bei sexueller Stimulation nicht mehr feucht wird, können seelische und/oder körperliche Ursachen vorliegen. Im Rahmen der Krebsbehandlung tritt Trockenheit häufig als Folge eines Hormonentzugs oder einer Bestrahlung der Genitalregion auf. Abhilfe schafft oft die Verwendung eines wasserlöslichen Gleitgels, das vom behandelnden Arzt verordnet wird und über jede Apotheke erhältlich ist.

Dilatation der Scheide

Nach der operativen Neuanlage einer Scheide oder nach bestimmten medizinischen Behandlungsverfahren ist es manchmal notwendig, die Scheide zu weiten. Dazu werden Rundstäbe aus Glas, Kunststoff oder Metall (Dilatatoren) verwandt, die es in verschiedenen Größen bis zu der eines erigierten Gliedes gibt und die von der Frau in regelmäßigen Abständen in die Scheide eingeführt werden.

Kegelübungen

Der Gynäkologe Dr. Arnold Kegel hat ein Übungsprogramm aufgestellt, mit dessen Hilfe eine Frau lernen kann, ihre Beckenbodenmuskulatur bewußt zusammenzuziehen und wieder locker zu lassen. Diese Übungen können u. a. dabei helfen, Schmerzen beim Geschlechtsverkehr zu verringern. Kegelübungen können auch zur Behandlung einer Inkontinenz eingesetzt werden, d. h. bei unzureichender Kontrolle über den Urin- oder Stuhlabgang. Die Übungen werden von dazu ausgebildeten KrankengymnastInnen angeboten und dienen der gezielten Stärkung der Beckenbodenmuskulatur, die u. a. für die Aufrechterhaltung der Kontinenz von Bedeutung ist. Ob Kegelübungen im Einzelfall erfolgversprechend sind, muß mit dem behandelnden Gynäkologen oder Urologen erörtert werden.

Anlage einer künstlichen Scheide („Neovagina")

Wird die Entfernung der Vagina notwendig, kann durch die Verwendung von Haut, die an einer anderen Stelle des Körpers entnommen wird, eine künstliche Scheide hergestellt werden (Scheidenplastik). Eine weitere Technik besteht darin, einen Abschnitt des Dickdarms zu entfernen und daraus eine neue Scheide aufzubauen. Der Eingriff sollte frühestens 4–6 Wochen nach der Erstoperation durchgeführt werden.

Bei der Hauttransplantation wird Haut mit den ihr anhängenden Muskelfasern, Blut- und Nervengefäßen von der Innenseite der Oberschenkel entfernt und daraus eine nach oben geschlossene Röhre gebildet. Sie ist innen mit der Hautoberfläche ausgekleidet und wird in einem zweiten Schritt an der Stelle fixiert, an der die ursprüngliche Scheide saß. Die den verpflanzten Hautbezirk versorgenden Blut- und Nervengefäße werden dabei mitverpflanzt, darum ist die künstliche Scheide nach dem Eingriff auch berührungsempfindlich.

Je nach Operationstechnik und dem Umfang der notwendig werdenden Rekonstruktion wird es erforderlich, anschließend für einige Zeit ständig eine Kunststoffröhre in der Scheide zu tragen, um sie offen und gedehnt zu halten. Nach einigen Monaten kann die Zeit reduziert werden, jedoch sind regelmäßiger sexueller Verkehr oder tägliche Dehnungsübungen empfehlenswert, um die Scheide offenzuhalten.

Ohne diese Maßnahmen besteht das Risiko, daß es zu Schrumpfungen oder Verklebungen der wiederhergestellten Scheide kommt.

Erfahrungsgemäß können bei einer künstlichen Scheide die umgebenden Muskeln nicht mehr bewußt angespannt werden, was manche Frauen während des Koitus vermissen. Es ist empfehlenswert, verschiedene Stellungen beim Geschlechtsverkehr zu erproben, um diejenigen herauszufinden, die am meisten Lustgefühle auslösen.

Eine künstliche Scheide sondert bei Erregung keine oder nur unzureichende Feuchtigkeit ab, weil die dazu notwendigen schleimproduzierenden Zellen nicht vorhanden sind. Deshalb muß sie vor einem sexuellen Verkehr mit einem Gleitmittel angefeuchtet werden. Eine natürliche Vagina reinigt sich auch selbst, indem die Scheidenflüssigkeit abgestorbene Zellen mit ausschwemmt. Bei der künstlichen Scheide funktioniert dieser Selbstreinigungsmechanismus nicht, sie muß regelmäßig nach Anweisung des Arztes mit einer besonderen Dusche ausgespült werden, um Ablagerungen und damit verbundene störende Geruchsbildungen zu vermeiden. Wenn vor der Transplantation auf den verpflanzten Hautstücken kleine Haare wuchsen, wird dies natürlich auch danach in der künstlichen Scheide so sein.

Wurde die Scheide aus transplantiertem Gewebe des Oberschenkels hergestellt, führt das beim Koitus zunächst oft zu irritierenden Fehlwahrnehmungen – so als ob eigentlich die Innenseiten der Oberschenkel berührt würden. Die mitverpflanzten Nervenbahnen melden die Berührung an das Gehirn weiter, und das ordnet den Reiz der ursprünglichen Stelle zu. Erst schrittweise „lernt" das Gehirn, die Berührung der neuen Scheide zuzuordnen. Befragungen von Frauen mit einer

Neovagina zeigen, daß die Mehrzahl von ihnen nach der Operation befriedigende sexuelle Beziehungen hat, nachdem genügend Zeit zur Abheilung verstrichen ist.

Brustprothesen

Äußerlich getragene Brustprothesen bieten die Möglichkeit, relativ schnell zu dem gewohnten äußeren Bild der eigenen Person zurückzufinden. Die sogenannte „Erstversorgungsprothese" besteht aus feiner Baumwolle und ist mit synthetischer Watte oder Schaumstoff gefüllt. Sie ist sehr leicht und kann daher bereits wenige Tage nach einer Operation über dem Wundverband getragen werden. Durch ihr geringes Gewicht verschiebt sich diese Prothese allerdings erfahrungsgemäß leicht. Um das zu verhindern, empfiehlt es sich, einen fest anliegenden Body zu tragen oder die Prothese an einem BH anzunähen und den gegebenenfalls mit einem Gummiband am Slip zu befestigen. Während einer Nachbestrahlung sollte jedoch auf das Tragen einer Prothese verzichtet werden, um das Entstehen von Druckstellen auf der empfindlichen Haut zu vermeiden.

Die Erstversorgungsprothese stellt eine Übergangslösung dar und wird nach dem Abschluß der Wundheilung (etwa sechs bis acht Wochen nach der Operation) gegen eine endgültige Prothese ausgetauscht. Sie besteht aus einem hautfreundlichen Kunststoffmaterial (meistens Silikon), das sich der Körpertemperatur schnell anpaßt, und wird mit oder ohne Baumwollhülle in einem speziellen Büstenhalter auf der Haut getragen. Sie ist in ihrer Form der weiblichen Brust nachempfunden, daher sind Prothesen ganz unterschiedlicher Form und Größe erhältlich. Es ist empfehlenswert, die Prothese nicht nachts beim Schlafen zu tragen, da das möglicherweise zu Veränderungen der Form oder des Materials führt. Statt dessen sollte sie in der vom Hersteller mitgelieferten formgerechten Verpackung aufbewahrt werden.

Das Tragen einer endgültigen Prothese ist jedoch nicht nur aus psychologischen Gründen sinnvoll. Viele Frauen nehmen nach einer Brustamputation eine Schonhaltung ein, bei der sie die Schulter der operierten Seite hochziehen. Dadurch entstehen häufig Muskelverspannungen, die längerfristig Schmerzen im Bereich des Rückens, der Schulter, des Nackens sowie Kopfschmerzen auslösen. Gerade bei Frauen mit größerem Busen ist es daher empfehlenswert, regelmäßig eine Prothese zu tragen, um die beschriebenen schmerzhaften Haltungsfehler zu vermeiden.

Eine fachgerechte Beratung wird von Orthopädiefachgeschäften, Sanitätshäusern oder Spezialgeschäften für Miederwaren angeboten. Hier sind auch Spezialbüstenhalter und Badeanzüge erhältlich, die z. B. den Besuch eines Schwimmbades erleichtern. Die entstehenden Kosten für die Anpassung und den Kauf von Brustprothesen werden bei Vorlage eines entsprechenden Rezepts des behandelnden Arztes von den Krankenkassen übernommen.

Brustaufbauplastiken

Wenn wegen einer Brustkrebserkrankung eine Entfernung der befallenen Brust notwendig wurde, besteht in vielen Fällen grundsätzlich die Möglichkeit, die Brust operativ wieder „aufzubauen". Voraussetzung dafür ist u. a. eine intakte und von dem Krebs nicht befallene Haut sowie ein gutes operatives Ergebnis, bei dem der Tumor vollständig entfernt werden konnte. Das Vorgehen hat keinen negativen Einfluß auf den Krankheitsverlauf, da die Nachsorgeuntersuchungen – die mögliche Rezidive frühzeitig aufspüren sollen – durch die Brustrekonstruktion nicht erschwert werden. Der Eingriff kann grundsätzlich gleichzeitig mit der Entfernung der erkrankten Brust, in derselben Narkose, durchgeführt werden. Wird eine Nachbestrahlung notwendig, hat diese keinen störenden Einfluß auf das kosmetische Ergebnis. Die Rekonstruktion kann aber auch später erfolgen. Gegen einen späteren Eingriff, selbst wenn die Erstoperation Jahre zurückliegt, gibt es keine Vorbehalte. Eine Wartezeit bringt den Vorteil mit sich, daß sich Haut- und Weichteile in dem operierten Gebiet erholen und möglicherweise an Elastizität gewinnen konnten. Dies gilt insbesondere, wenn die operierte Brustseite bestrahlt wurde; die Haut braucht dann einen Zeitraum von etwa ein bis zwei Jahren, um ihr eine erneute Operation zumuten zu können.

Bei der Brustrekonstruktion müssen drei Teile der weiblichen Brust ersetzt werden: das Brustgewebe, die die Brust umgebende Haut sowie die Brustwarze mit dem Warzenvorhof. Das Brustgewebe kann durch körpereigenes Gewebe oder durch eine Silikonprothese ersetzt werden. Welches Verfahren dabei zur Anwendung kommt, ist u. a. von dem Defekt abhängig, der durch die Entfernung zurückbleibt, aber auch von den jeweiligen Erfahrungen des Chirurgen sowie den Wünschen der Patientin. Alle Operationen zur Rekonstruktion der Brust werden in Vollnarkose durchgeführt. Es ist ratsam, sich vor der Operation umfassend zu informieren und möglicherweise auch die Meinung mehrerer kompetenter Ärzte zu erfragen. Jeder in diesem Bereich erfahrene und seriöse Operateur kennt die vielen Fragen, die in diesem Zusammenhang auftauchen, und wird sich deshalb für die individuelle Beratung die notwendige Zeit nehmen. Wenn sich die Patientin unschlüssig ist, sollte sie sich eventuell Bilder von Patientinnen vor und nach einer solchen Operation zeigen lassen oder – falls dazu die Möglichkeit besteht – mit einer oder mehreren davon betroffenen Frauen sprechen.

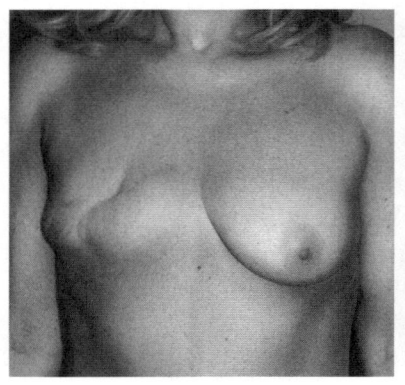

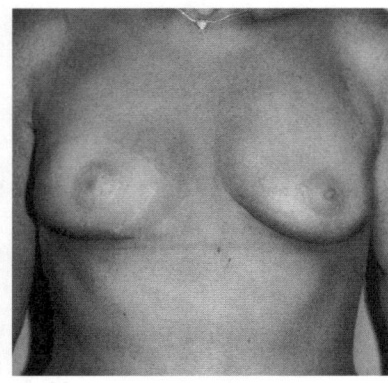

Abb. 6 und 7 Brustaufbau

vorher   *nachher*

Die Kosten für eine Brustaufbauplastik, d. h. die Operation, die Prothese und eventuell notwendig werdende Nachoperationen werden in der Regel von den Krankenkassen übernommen. Es ist jedoch wegen der sich immer wieder ändernden gesetzlichen Regelungen empfehlenswert, sich vor dem Eingriff eine Kostenübernahmeerklärung der Kasse ausstellen zu lassen.

Die Rekonstruktion des Brustgewebes durch körpereigenes Gewebe

Bei dieser als „Schwenklappenplastik" bezeichneten Methode löst der Chirurg gesundes Gewebe von einem anderen Bereich des Körpers (z. B. vom Rücken) und „schwenkt" es mitsamt der umliegenden Haut und den es versorgenden Blutgefäßen auf die operierte Brustregion. Das Gewebestück wächst dort an und kann dann zur Brustrekonstruktion verwandt werden. An der Stelle, wo das Gewebestück entfernt wurde, bleibt eine Narbe zurück. Besonders zufriedenstellende kosmetische Ergebnisse sind durch einen sog. Tram Flap zu erreichen. Dabei wird Haut und Gewebe vom Unterbauch zur Rekonstruktion der Brust benutzt.

Die Rekonstruktion durch Silikonprothesen

Mit Silikon gefüllte Prothesen werden inzwischen seit mehr als drei Jahrzehnten verwandt. Sie ähneln in ihrer Geschmeidigkeit, dem Gewicht und dem Gefühl bei Berührung der natürlichen Brust. Durch das in ihnen enthaltene zähflüssige Silikon sind sie weich und formbar und können sich deshalb den Bewegungen des Oberkörpers gut anpassen. Profil, Form und Größe der Prothese werden dem Aussehen der gesunden Brust angepaßt, um eine möglichst weitgehende Symmetrie beider Brüste nach der Operation zu erreichen. Während der Operation kann die Expanderprothese oder die Verschiebeplastik eingesetzt werden. Bei der *Expanderprothese* legt der Chirurg noch während der Entfernung der erkrankten Brust eine leere Reservoirtasche mit Silikonummantelung unter den großen Brustmuskel ein und fixiert sie. Ein Ventil zum Füllen der Prothese beläßt er unter der Haut. Nach der Wundheilung wird über dieses Ventil schrittweise physiologische Kochsalzlösung in die Prothese eingefüllt, bis sie die Größe der gegenseitigen Brust erreicht hat. Dieses weitgehend schmerzlose Verfahren zieht sich über drei bis vier Monate

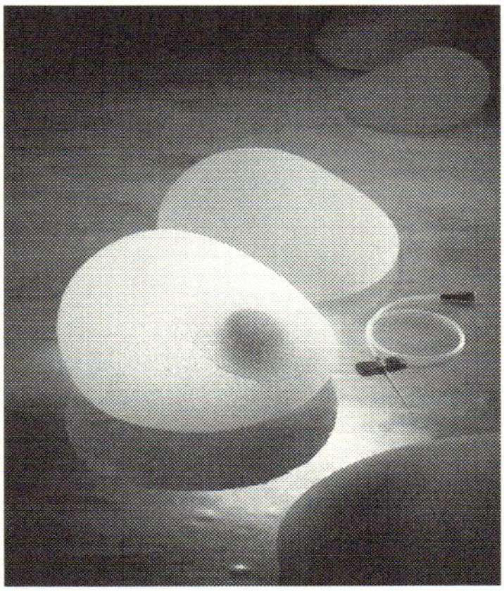

Fa. Inamed

**Abb. 8
Expander
und Silikonprothese**

hin, da sich die umliegende Haut dehnen muß, um der sich vergrößernden Prothese Raum zu geben. Anschließend entfernt der Chirurg bei permanenten Expanderprothesen das Ventil mit dem Verbindungsschlauch in einem kurzen operativen Eingriff. Bei temporären Expanderprothesen wird die Prothese in einer zweiten Operation durch eine andere, anatomisch besser sitzende Prothese ersetzt. Die *Verschiebeplastik* wird erst einige Monate nach der Entfernung der Brust durchgeführt. Dazu wird die alte Operationsnarbe wieder geöffnet, Haut aus der Umgebung mobilisiert („verschoben") und abschließend eine endgültig gefüllte Silikonprothese eingelegt. Aus Symmetriegründen wird häufig auch die gesunde Brust während desselben Eingriffs der rekonstruierten Brust angepaßt.

Rekonstruktion von Brustwarze und Warzenvorhof

Nach der gelungenen Rekonstruktion der Brust besteht die Möglichkeit, auch die Brustwarze und den Warzenvorhof wiederherzustellen. Eine Reihe von Frauen verzichtet jedoch darauf, weil sie einen weiteren operativen Eingriff und den dazugehörigen Klinikaufenthalt vermeiden wollen.

Die Brustwarze kann ungefähr drei Monate nach der operativen Wiederherstellung der Brust abschließend rekonstruiert werden. Wird bereits bei der Erstoperation an einen Brustaufbau gedacht, kann die Brustwarze in die Leistengend verpflanzt („Warteposition") und von dort aus später wieder auf die rekonstruierte Brust zurückverpflanzt werden. Dieses Vorgehen ist jedoch nur dann möglich, wenn der Tumor nicht in der Nähe der Brustwarze liegt, sonst besteht die Gefahr, daß auf diesem Weg Tumorzellen überleben. Bei der Verpflanzung der Brustwarze kommt es in einigen Fällen zu Pigmentverlusten, d. h. die Haut hellt sich auf, und die Brustwarze ist später nicht mehr so dunkel wie zuvor.

Konnte die Brustwarze nicht erhalten werden, bestehen mehrere operative Möglichkeiten des Wiederaufbaus. Der *Warzenvorhof* wird entweder durch eine Tätowierung oder durch die Verpflanzung dunkel pigmentierter Haut an die entsprechende Stelle hergestellt. Bei einem ausreichend großen Vorhof der gegenüberliegenden Brust kann die Haut von dort entnommen werden. Der Vorhof der Spenderstelle verkleinert sich dadurch entsprechend. Alternativ kommt für eine solche Verpflanzung auch Haut aus der Genitalregion oder von der Innenseite der Oberschenkel in Frage.

Für die Wiederherstellung der *Brustwarze* stehen verschiedene Verfahren zur Verfügung. Entweder wird die Brustwarze der gegenüberliegenden gesunden Brust halbiert und auf die andere Seite verpflanzt, ein Stück Haut aus einer kleinen Schamlippe entfernt und daraus eine neue Brustwarze geformt oder ein Stück eines Ohrläppchens verwendet. Das jeweilige Gewebestück wird auf der wiederaufgebauten Brust an die vorgesehene Stelle verpflanzt und wächst dort an. Um das Anwachsen der Brustwarze nicht zu gefährden, sollte sich die operierte Frau in den folgenden vier Wochen nach dem Eingriff körperlich schonen und auf das Rauchen verzichten, da das in den Zigaretten befindliche Nikotin die Durchblutung beeinträchtigt. Nach dem Abschluß der Wundheilung ist es empfehlenswert, für den Zeitraum von mindestens einem Jahr die Wundränder täglich vorsichtig mit einer dazu geeigneten Creme (z. B. Contractubex compositum®) einzureiben, um eine unerwünschte überschießende Narbenbildung („Keloidbildung") zu verhindern. Die so wiederhergestellte Brustwarze bleibt jedoch gegenüber Berührungen unempfindlich.

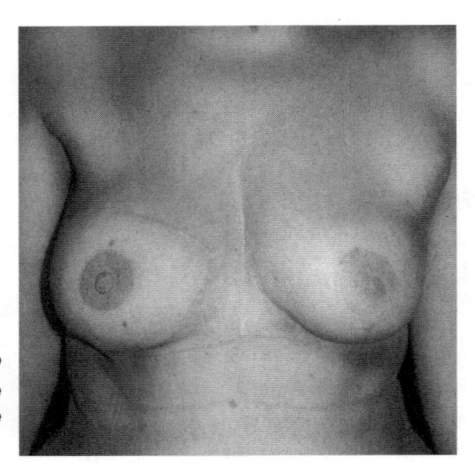

**Abb. 9
rekonstruierte
Brustwarze**

Die Vorteile der operativen Wiederherstellung der entfernten Brust liegen in einer (mehr oder weniger gelungenen) Wiederherstellung des vorherigen Körperbildes. Die Frauen brauchen keine Brustprothese (z. B. eine Büstenhalter-Einlage) und haben die Möglichkeit, beispielsweise wieder ausgeschnittene Kleider zu tragen. Für das Selbstwertgefühl ist das oft von erheblicher Bedeutung.

Den geschilderten Vorteilen stehen jedoch auch Nachteile gegenüber. Das Gelingen des Wiederaufbaus kann nicht garantiert werden. Nicht selten sind die operierten Frauen mit dem erreichten Ergebnis unzufrieden, sie akzeptieren die durch den Aufbau wiederhergestellte Brust nicht.

Eine Patientin: *„Der Operateur hat sich wirklich große Mühe gegeben, aber es ist trotzdem nicht mehr die Brust, die ich zuvor hatte. Sie ist und bleibt anders, irgendwie künstlich."* Sensibilitätsstörungen und Kälteempfindungen tragen oft zur Unzufriedenheit bei. Die rekonstruierte Brust wird manchmal als kühler empfunden.

Eine andere Patientin: *„Meine Brustwarze ist durch die Operation vollkommen unempfindlich geworden, und die Zärtlichkeiten meines Mannes rufen an dieser Stelle keine lustvollen Gefühle mehr hervor. Das ist für mich besonders schlimm, da ich Berührungen an meinen Brüsten früher als besonders erotisch empfunden habe."*

Wundheilungsstörungen durch Infektionen können zu einer überschießenden Narbenbildung (Keloidbildung) führen. Abstoßungen der Prothese sind dagegen relativ selten. Mit zunehmender Verweildauer von Silikonprothesen können weitere Komplikationen eintreten. Besonders häufig klagen Frauen über eine von mehr oder weniger starken Schmerzen und lokalen Hauteinziehungen begleitete Veränderung des die Prothese umgebenden Gewebes, eine sogenannte lokale Fibrose (bindegewebige Kapselverdickung). Die Ursache liegt in dem Versuch des Körpers, sich gegen den Fremdkörper zu wehren und ihn mit einer Bindegewebskapsel zu umhüllen. Diese hat dann die Neigung, sich zusammenzuziehen und zu schrumpfen, oft begleitet von Spannungsschmerzen. Durch die Gewebeveränderung erscheint die betroffene Brust hart und oft von unnatürlicher Form, was manchmal eine operative

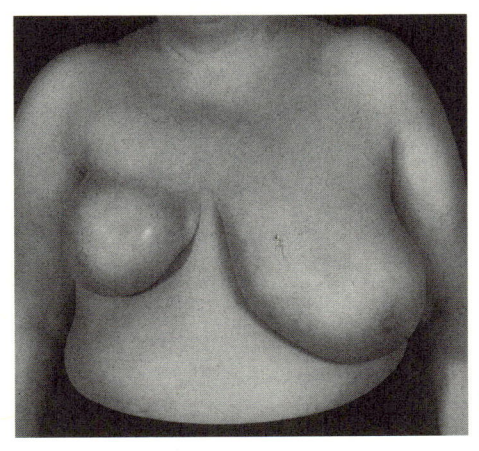

Abb. 10 Kapselfibrose

Korrektur erforderlich macht. Silikonprothesen scheinen davon häufiger betroffen zu sein als mit Kochsalz gefüllte Prothesen. In den letzten Jahren werden vermehrt Silikonprothesen mit einer „aufgerauhten" Oberfläche verwendet, die die Rate an Kapselfibrosen deutlich gesenkt hat (ca. 2–4 %). Weder eine überschießende Narbenbildung noch das Auftreten einer Kapselfibrose können mit Sicherheit vermieden oder durch vorbeugende Maßnahmen verhindert werden.

Wie unterschiedlich die Erfolge eines operativen Brustaufbaus erlebt werden, machen die Kommentare zweier Patientinnen deutlich: *„Als mir der Gynäkologe eröffnete, daß mein linker Busen entfernt werden muß, war ich vollkommen schockiert. Er wies mich jedoch noch in dem Gespräch auf die Möglichkeiten einer Brustaufbauplastik hin, die bereits während derselben Operation in die Wege geleitet werden könne. Ich habe dem zugestimmt, und so wurde bei der Entfernung meiner erkrankten Brust ein Reservoir eingelegt und in den nächsten Wochen schrittweise mit Kochsalzlösung gefüllt. Später wurde in einer zweiten Operation eine endgültige Prothese eingelegt, weil die erste einfach nicht der Form meines übriggebliebenen Busens entsprach. Ich habe während der gesamten Zeit innerlich darauf hin gelebt, wieder eine schöne Brust zu bekommen, und das hat mir, glaube ich, sehr dabei geholfen, den Verlust zu verkraften – irgendwie, als ob es so gleichzeitig wieder ungeschehen gemacht würde. Mein Mann hat mich frei entscheiden lassen, ob ich mich operieren lasse oder nicht. Er sagte, er liebt mich auch mit nur einer Brust, aber ich merke doch, wie froh er ist, daß ich fast so aussehe wie früher."*

Dagegen eine andere Frau: *„Ich denke heute, ich habe mir viel zu große Illusionen darüber gemacht, was ein Brustaufbau erreichen kann. Ich habe sogar die vorsichtigen Mahnungen des Chirurgen überhört, der mich vor der Operation be-*

raten hat – ich wollte nur meine Brust wiederhaben. Jetzt habe ich sie zwar wieder, aber sie ist trotzdem nicht die gleiche. Sie sieht anders aus, fühlt sich anders an, ich empfinde kaum etwas, wenn mein Mann dort zärtlich zu mir ist, und sie erscheint mir selbst immer als zu kühl – so, als ob ich dort eine andere Körpertemperatur hätte. Vielleicht wollte ich durch die Aufbauplastik vermeiden, jeden Tag an meine Krebserkrankung erinnert zu werden, wenn ich mich im Spiegel sehe – aber das ist mir dadurch nicht gelungen."

Ein guter Arzt wird vor einem Brustaufbau nicht nur über das erforderliche operative Vorgehen, sondern auch über die Möglichkeiten und Grenzen eines solchen Wiederaufbaus informieren. Manche Frauen entschließen sich daher nach den Beratungsgesprächen, auf die Operation zu verzichten, und tragen lieber Brustprothesen (s. S. 101 f.).

Erektionshilfesysteme

Erektionsstörungen sind häufig die Folge eines unzureichenden Blutzuflusses in den Penis und/oder der Unfähigkeit der Blutadern, das Blut im Penis zurückzuhalten. Das in den USA entwickelte Erec-Aid-System (OSBON) ahmt den natürlichen Prozeß nach, die Erektion zu erreichen und zu halten. Dazu wird der Penis in einen Plexiglaszylinder eingeführt, über dessen offenes Ende ein oder mehrere Gummiringe gespannt werden (s. Abb. S. 112). Mit einer Handpumpe wird anschließend im Zylinder ein Vakuum erzeugt. Dadurch strömt Blut in den Penis, und es wird die notwendige Steifheit für einen Geschlechtsverkehr erreicht. Ist eine ausreichende Erektion vorhanden, wird der Gummiring auf die Peniswurzel abgerollt und der Zylinder entfernt. Der Spannungsring verhindert das Abfließen des Blutes. Die Erektion, die von vielen Anwendern als „ausreichend fest" geschildert wird, kann dadurch bis zu 30 Minuten erhalten bleiben.

Um die Wirksamkeit des Pumpensystems im Einzelfall zu erproben, ist es sinnvoll, das Gerät in einer mehrwöchigen Testphase zu Hause auszuprobieren. Dazu wird dem Patienten eine Übungspumpe mit einer ausführlichen Gebrauchsanleitung und einem Anwendervideo ausgeliehen. Wenn der behandelnde Arzt bescheinigt, daß die Anwendung des Erec-Aid-Systems medizinisch notwendig ist, übernehmen die Krankenkassen erfahrungsgemäß die Kosten für dieses System. Es wird nur gegen Rezept ausgeliefert.

Fa. Heise

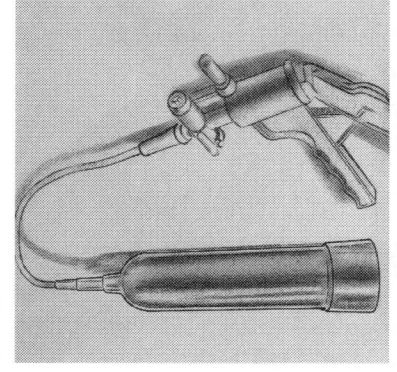

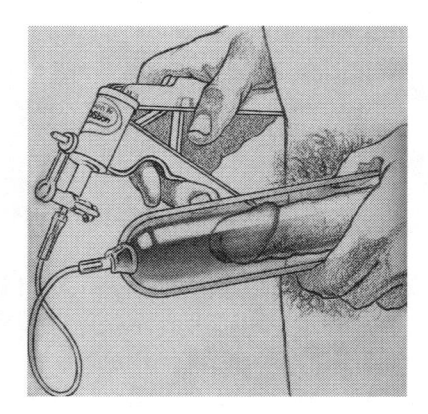

Abb. 11 und 12 Erec-Aid-System

Ein Nachteil dieser Methode besteht in einer Einschränkung der sexuellen Spontaneität, da die Herstellung einer Erektion einer relativ aufwendigen Prozedur bedarf. Dies wird von manchen als störende Unterbrechung ihres sexuellen Zusammenseins erlebt. Weil die Erzeugung der Gliedsteife nur auf einer Unterbrechung des venösen Blutrückflusses beruht, ist die erreichbare Stärke der Erektion häufig nicht so hoch wie bei der Anwendung der SKAT-Technik (s. S. 113 ff.) und läßt während des Geschlechtsverkehrs langsam nach. Durch die angelegten Gummibänder kann es zu einer Beeinträchtigung des Samenergusses kommen, d. h. er wird entweder blockiert oder erfolgt rückwärts in die Blase (retrograde Ejakulation). Bei einigen Anwendern treten bei zu hohem Vakuumdruck punktförmige Hautblutungen oder Blutergüsse im Bereich des Penis auf. Im Vergleich zur SKAT-Technik entstehen bei dieser Methode bei sachgemäßer Anwendung aber keinerlei ernste Komplikationen.

Schwellkörper-Auto-Injektions-Therapie (SKAT)

Seit 1982 stehen Medikamente zur Verfügung, die bei direkter Injektion in den Schwellkörper nach etwa 5–15 Minuten zu einer Versteifung des Gliedes führen. Die Wirkung beruht darauf, daß die arteriellen Blutgefäße geöffnet und die Durchlässigkeit der Venen im Schwellkörpergewebe vermindert wird. Das Medikament injiziert der Mann oder seine Partnerin vor dem gewünschten intimen Verkehr mit einer sehr dünnen Nadel. Die Injektion erfolgt abwechselnd rechts oder links in die an der Penisbasis seitlich liegenden Schwellköper (s. Abb. S. 115). Zu Beginn der Anwendung dieses Verfahrens erfolgt eine ausführliche Instruktion durch den behandelnden Arzt, der auch die Injektionstechnik am Patienten vorführt. Bis eine für den Einzelfall passende Dosis des Präparats gefunden ist und die Injektionstechnik vom Anwender beherrscht wird, sind meistens vier bis sechs Besuche in der ärztlichen Praxis erforderlich. Bestehen auf Seiten des Mannes Ängste davor, sich selbst zu spritzen, kann das nach einer entsprechenden Unterweisung auch von seiner Partnerin übernommen werden. Die Erfolgsrate dieser Methode liegt bei etwa 75 %, die Dauer der Wirkung einer Injektion ist vor allem von dem verwendeten Medikament, seiner Dosierung und dem individuellen Zustand des Schwellkörpergewebes abhängig. Während in den ersten Jahren nach der Einführung dieser Methode Papaverin oder eine Mischung aus Papaverin und Phentolamin verwendet wurde, erhält gegenwärtig das Prostaglandin E_1 den Vorzug. Dieses Medikament wird demnächst in der Bundesrepublik Deutschland auch als injektionsfertige Einmalspritze in den Apotheken erhältlich sein. Zur Prophylaxe von Narbenbildungen empfiehlt es sich, diese Methode nicht häufiger als zweimal wöchentlich anzuwenden.

Als unerwünschte mögliche Nebenwirkungen der SKAT-Technik werden beobachtet:

- schmerzhafte Erektion (10%), wobei dieses Phänomen häufig nach den ersten ein bis drei Anwendungen nachläßt
- lokale Hämatome an der Injektionsstelle, die sich jedoch folgenlos innerhalb von zwei bis drei Tagen zurückbilden
- Dauererektion länger als drei Stunden (Priapismus)
- Veränderung des Schwellkörpers (Fibrose)
- Schwellkörperinfektion
- Kreislaufnebenwirkungen
- Abknicken des Gliedes (Penisdeviation).

Zur Prophylaxe einer Fibrose empfiehlt es sich, diese Methode nicht häufiger als zweimal wöchentlich anzuwenden. In etwa vierteljährlichem Abstand sollte außerdem eine Kontrolluntersuchung durch den behandelnden Arzt erfolgen. Beim Auftreten einer Dauererektion muß unbedingt ein Arzt aufgesucht werden, damit es nicht zu dauerhaften Folgeschäden kommt.

Die bei der Anwendung der SKAT-Technik entstehenden Kosten werden allerdings nicht von allen Krankenkassen übernommen. Manchmal kann eine ausführliche ärztliche

Abb. 13 und 14 SKAT

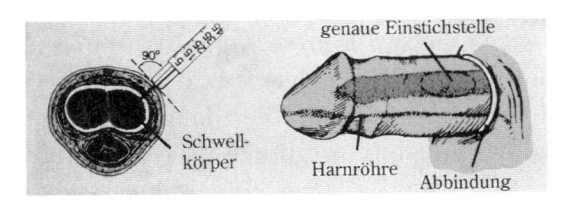

Fa. Heise

Abbindung

genaue Einstichstelle

Schwellkörper

Harnröhre

Abbindung

Stellungnahme oder Empfehlung eine positive Entscheidung der Krankenkasse herbeiführen.

Penisprothesen

Wenn weder die Anwendung eines Erektionshilfesystems noch die SKAT-Technik zum Erfolg führen oder deren Benutzung nicht gewünscht wird, kann auch die operative Einpflanzung einer Penisprothese erwogen werden. Dabei ist unter einer Penisprothese keine äußerliche Prothese zu verstehen, wie sie z. B. ein Patient nach der Amputation eines Armes angepaßt bekommt. Die Penisprothesen sind äußerlich nicht sichtbar, da sie operativ in das Glied eingesetzt werden und dadurch wieder eine Erektion ermöglichen. Die sexuelle Lust, die Ejakulation und das Orgasmuserleben werden dadurch nicht beeinflußt. Frauen spüren in der Regel keinen Unterschied zwischen einer natürlichen Erektion und einer durch eine Penisprothese erzeugten Erektion und können daher auch ihren Orgasmus ungestört erleben.

Die Prothesenchirurgie arbeitet mit drei unterschiedlichen Prothesentypen:

- biegsame Stabprothesen
- einteilige Prothesen mit Flüssigkeitsreservoir oder Federmechanik
- mehrteilige hydraulische Prothesen.

Die *biegsamen Prothesen* lassen sich operativ leicht einsetzen, zeigen wenige Komplikationen und sind die preiswertere Alternative. Dabei wird ein flexibler Stab in den Penis implantiert, der zu einer dauerhaften Versteifung des Gliedes führt. Sie sind allerdings von einer Reihe von Nachteilen begleitet: Sie erzeugen eine weniger feste Erektion als die im folgenden beschriebenen hydraulischen Prothesen. Außerdem kommt es auch nicht zu einer Zunahme des Penisumfangs wie bei einer normalen Erektion. Durch ein Scharnier lassen sich die Prothesen zwar nach oben und unten verbiegen, trotzdem erleben es viele Patienten als unangenehm oder beschämend, z. B. in der Badehose mit einer Dauererektion gesehen zu werden. Die Mehrzahl der Patienten entscheidet sich deshalb heute für eine hydraulische Prothese.

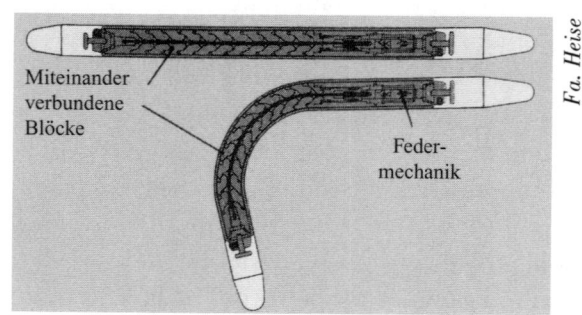

Abb. 15 Prothese mit Federmechanik

Miteinander verbundene Blöcke

Federmechanik

Fa. Heise

Die *einteiligen Prothesen mit Flüssigkeitsreservoir oder Federmechanik* lassen sich ebenso ohne großen Aufwand einsetzen, zeigen jedoch ebenso Nachteile, wenn man ihre Funktion mit der einer natürlichen Erektion vergleicht.

Diese Nachteile werden von den *hydraulischen Zwei- und Dreikomponentenprothesen* vermieden, die von ihrer mechanischen Konstruktionsweise aufwendiger, allerdings auch schwieriger zu implantieren sind. Diese Prothesen zeigen in ihrem Aussehen in „Ruhestellung", in der Zunahme des Penisumfangs bei der Erektion und in der resultierenden Steife des Gliedes die besten Ergebnisse. Sie bestehen aus hydraulischen Zylindern, die die Schwellkörper des Penis ausfüllen, einem Flüssigkeitsreservoir, das im Bauchraum verborgen ist, sowie einer kleinen manuellen Pumpe mit Ventil, die im Hodensack eingesetzt wird. Vor einem sexuellen Verkehr werden mittels der Pumpe die künstlichen Schwellkörper gefüllt, bis eine ausreichende Erektion erreicht ist. Nach dem Verkehr wird das an der Pumpe liegende Ventil geöffnet, und die Flüssigkeit aus den Schwellkörpern entleert sich wieder in den Reservoirbehälter im Bauchraum.

Fa. Mentor

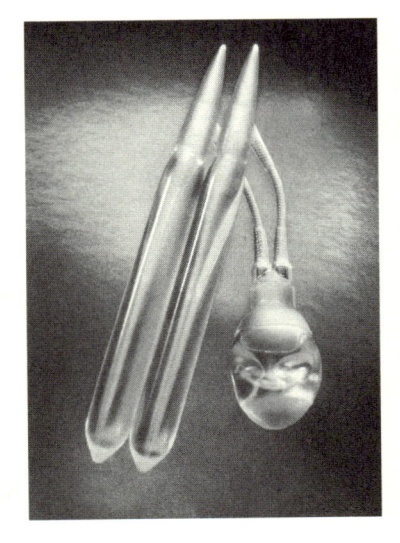

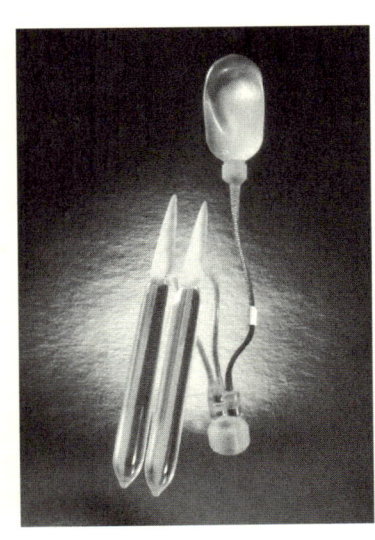

Abb. 16 u. 17
Prothese mit Flüssigkeitsbehälter

In ca. 10 % der Fälle soll es zu mechanischen Defekten kommen, die eine Nachoperation erforderlich machen. Allgemein muß in etwa 2–5 % der Fälle mit anderweitigen Komplikationen wie Entzündungen, Schmerzen, Blutungen, Infektionen oder Lageveränderungen der Prothese u. ä. gerechnet werden. Infektionen können die Entfernung der Prothese notwendig machen. Nach dem Abklingen der Infektion und der Wundheilung läßt sich etwa ein halbes Jahr später erneut eine Prothese einsetzen.

Hodenprothesen

Nach einer operativen Entfernung eines oder beider Hoden können Prothesen in den Hodensack eingesetzt werden, die in Größe und Form den natürlichen Hoden nachempfunden sind und sich auch so anfühlen. Viele Patienten erachten allerdings diese Maßnahme, die während derselben Operation wie die Hodenentfernung vorgenommen wird, als überflüssig und versprechen sich davon auch keine Verbesserung ihres seelischen Befindens.

Ein Patient: *„Ich kann mir vorstellen, daß das jemandem helfen kann, der wegen der Operation ausgesprochene Minderwertigkeitsgefühle entwickelt – aber mir geht das nicht so, und mich haben auch die möglichen Komplikationen davon abgehalten, eine Prothese einsetzen zu lassen. Das ist jetzt drei Jahre her, und meine Frau und ich bereuen die Entscheidung in keiner Weise."*

Wie in der Stellungnahme des Patienten anklingt, ist die Einlage einer Hodenprothese mit einer Reihe von Risiken behaftet, insbesondere möglichen Entzündungen, Unverträglichkeiten mit dem körpereigenen Gewebe und einer damit verbundenen Abstoßung sowie seltener Nachhärtungen der Prothese.

Hilfen gegen Inkontinenz

Für eine Inkontinenz können unterschiedlichste Ursachen verantwortlich sein, beispielsweise eine Schwächung des Schließmuskelsystems oder die Verletzung von Nervenbahnen im Bereich von Blase oder Darm durch einen operativen Eingriff. Es bedarf im Einzelfall einer gründlichen medizinischen Diagnostik, um die Ursachen und passenden Hilfsmöglichkeiten zu ermitteln. Harn- oder Stuhlinkontinenz ist ein Problem, das von vielen Menschen als außerordentlich peinlich empfunden wird. Die Sorge, daß jemand etwas merken könnte, führt dazu, daß sich viele davon Betroffene aus der Gesellschaft mit anderen Menschen zurückziehen. Man spricht nicht darüber und erfährt deshalb auch nicht, welche Möglichkeiten es gibt, sich selbst zu helfen. Natürlich führt eine mangelnde Kontrolle über den Abgang von Urin oder Stuhl häufig auch im Sexuellen zu erheblichen Beeinträchtigungen.

Bei Harninkontinenz hilft eine reduzierte Flüssigkeitszufuhr einige Stunden vor dem Geschlechtsverkehr sowie die Entleerung der Blase kurz zuvor, das Problem zu minimieren. Wichtig ist aber auch, den Partner davon zu überzeugen, daß ein eventueller Urinaustritt harmlos ist. Ist ein Partner auf das Tragen eines Dauerkatheters angewiesen, muß auch das nicht unbedingt den sexuellen Verkehr unmöglich machen. Je nach Art des Katheters kann der Mann vor dem Koitus den Schlauch an seinem Glied entlang zurückführen und ein Kondom überziehen. Eine Frau kann den Katheter nach einer Seite hin mit einem hautfreundlichen Pflaster befestigen.

Bei bestimmten Patienten wird auch ein gezieltes Training der Beckenbodenmuskulatur dazu beitragen, das Problem zu beseitigen. Die dazu erforderlichen „Kegelübungen" werden von ausgebildeten KrankengymnastInnen gelehrt und müssen regelmäßig zu Hause durchgeführt werden. Ob im konkreten Einzelfall ein solches Training erfolgversprechend erscheint, muß gemeinsam mit dem behandelnden Gynäkologen oder Urologen erörtert werden.

Psychologische Verfahren und ihre Indikation

Eine Krebserkrankung stürzt die Betroffenen in eine seelische Krise, die aus eigener Kraft oft nur schwer zu bewältigen ist. In dieser Situation hat es sich meist als sehr hilfreich erwiesen, zumindest vorübergehend eine psychosoziale Betreuung in Anspruch zu nehmen. Eine Psychotherapie sollte unter Umständen auch dann erwogen werden, wenn als Folge eines Tumors oder als unerwünschte Nebenwirkung medizinischer Behandlungsmaßnahmen sexuelle Störungen auftreten. In folgenden Fällen ist eine psychologische Behandlung zu empfehlen:

- Die sexuelle Störung ist überwiegend seelisch bedingt, z. B. durch im Rahmen der Krebserkrankung aufgetretene lebensbedrohliche Ängste oder depressive Verstimmungen.

- Die sexuelle Störung ist zwar körperlich bedingt, aber seelische Faktoren sind dafür verantwortlich, daß eine adäquate Bewältigung erschwert ist, z. B. vollkommener sexueller Rückzug nach einer Prostataradikaloperation.

- Die sexuelle Störung ist nicht ursächlich zu behandeln, und es mißlingt der Versuch, selbst mit diesem Verlust zurechtzukommen.

- Durch die Krebserkrankung und/oder ihre Behandlung werden bereits vorher bestehende Partnerschaftskonflikte aktualisiert, die sich störend auf die Sexualität auswirken.

Grundsätzlich ist zwischen einer Psychotherapie und einer Sexualtherapie zu unterscheiden, auch wenn die Grenzen zwischen beiden fließend verlaufen.

- Bei einer Psychotherapie geht es ganz allgemein um die Behandlung von seelischen Konflikten und Ängsten, die sich auch auf die Sexualität auswirken können. Im Mittelpunkt steht aber nicht die gezielte Behandlung einer sexuellen Störung.

- Im Gegensatz dazu legt die Sexualtherapie den Schwerpunkt auf die Behandlung der sexuellen Störung und berücksichtigt dabei die Gesamtpersönlichkeit des Patienten nur insoweit, als es für die erfolgreiche Beseitigung des sexuellen Symptoms erforderlich ist.

Psychotherapie

Seit der Entdeckung der Psychoanalyse durch Sigmund Freud zu Beginn dieses Jahrhunderts hat sich eine Vielzahl unterschiedlichster psychotherapeutischer Schulen und Richtungen entwickelt. So beschreibt ein deutschsprachiges Psychotherapie-Handbuch über 800 verschiedene Behandlungsmethoden. Selbst für Fachleute ist es inzwischen schwer, darüber einen kritischen Überblick zu behalten. Das gilt erst recht für Laien, die sich mit einem nahezu unerschöpflichen „Psycho-Markt" konfrontiert sehen.

Die Psychotherapieforschung hat sich in den letzten Jahren intensiv damit auseinandergesetzt, ob es für die verschiedenen Therapieverfahren gemeinsame Wirkfaktoren gibt.

Die Qualität der Beziehung, die sich zwischen dem Behandelnden und dem Patienten entwickelt, ist ganz allgemein für den Erfolg einer Therapie von Bedeutung. Wichtige Vorbedingung sind Eigenschaften des Therapeuten wie Akzeptanz, Wärme, Respekt, Empathie (Einfühlungsvermögen) und Fürsorge gegenüber dem Patienten. Das jeweils angewandte Verfahren – sei es beispielsweise eine Psychoanalyse, eine Gestalttherapie, eine Gesprächspsychotherapie oder ein körpertherapeutisches Verfahren – ist dagegen erst in zweiter Linie von Bedeutung. Die sich entwickelnde Beziehung macht es möglich, sich den vorliegenden Problemen schrittweise anzunähern und eine Perspektive zu entwickeln, die ein zunehmendes Verständnis der eigenen Situation und der mit ihr verbundenen Ängste und Konflikte ermöglichen. Dadurch wird in einem zweiten Schritt der Aufbau von Bewältigungsformen unterstützt. Was in der Beschreibung eher abstrakt klingt, macht das folgende Beispiel deutlicher:

Eine 43jährige verheiratete Frau kommt nach der Behandlung eines Zervixkarzinoms (Krebs des Muttermundes) in die psychotherapeutische Sprechstunde und berichtet: Obwohl sie erfolgreich operiert worden sei und ihr die Ärzte versichert hätten, daß sie mit keinen Einschränkungen ihrer Sexualität rechnen müsse, leide sie seit diesem Zeitpunkt unter Orgasmusschwierigkeiten. Ihr Frauenarzt habe die Vermutung geäußert, daß dafür seelische Gründe verantwortlich seien, und habe ihr den Gang zu einem Psychologen nahegelegt.

In den sich anschließenden Gesprächen berichtet die Patientin zunächst über die Ängste, die die Krebserkrankung in ihr erzeugt hat. Sie hat das Gefühl, daß ein Gottesurteil an ihr vollzogen worden ist. Vorher habe sie einfach nur vor sich hingelebt und das Leben leichtgenommen. Sie habe sich einfach immer selbst in die Tasche gelogen: „Nun habe ich meinen

Schuß vor den Bug bekommen. Wer weiß, was jetzt noch auf mich zukommt."

In einer der folgenden Sitzungen bittet der Psychologe sie, über ihren Mann zu erzählen. Er ist fünf Jahre älter als sie, „ein herzensguter Mensch, fast zu gut für diese Welt". Eigentlich habe sie ihn gar nicht verdient. Auf die Nachfrage, wie Sie dies meine, antwortet sie zunächst nicht. Dann sagt sie: „Wie er sich um mich gekümmert hat, als ich im Krankenhaus lag, das war schön. Er hat sich tagelang freigenommen, an meinem Bett gesessen und meine Hand gehalten."

Schrittweise werden zuvor unbewußte Schuldgefühle der Patientin deutlich, die in unmittelbarem Zusammenhang mit ihrer sexuellen Störung stehen. „Ich denke manchmal, ich habe die Strafe dafür bekommen, daß ich über Jahre hinweg sexuelle Beziehungen zu anderen Männern hatte. Daß ich keine Lust mehr empfinden kann, ist jetzt die Quittung dafür!"

In ähnlicher Weise können eine Vielzahl seelischer Faktoren Einfluß auf die Sexualität nehmen und die Bewältigung sexueller Störungen erschweren oder verhindern. Eine Psychotherapie ermöglicht es, sich die eigenen Ängste und Konflikte bewußt zu machen und sich dann konstruktiv damit auseinanderzusetzen. Hierdurch gewinnt man die innere Freiheit, seine Situation zu ändern.

Wenn man beabsichtigt, sich in eine Psychotherapie zu begeben, hat man die Wahl zwischen ärztlichen und psychologischen Psychotherapeuten. Beide haben in der Regel das von ihnen ausgeübte Psychotherapieverfahren in einer Weiterbildung nach ihrem Studium erlernt. Die Kosten für eine Psychotherapie werden von den Krankenkassen übernommen, wenn es sich dabei um eine tiefenpsychologisch fundierte

Psychotherapie, eine Psychoanalyse oder um eine Verhaltenstherapie handelt. In anderen Fällen wird von den Kassen in begründeten Ausnahmefällen eine Kostenzusage erteilt, manchmal müssen die Kosten auch vom Patienten übernommen werden. Es ist daher wichtig, sich zuvor mit der Krankenkasse in Verbindung zu setzen oder mit dem Psychotherapeuten über die entstehenden Kosten zu sprechen.

Sexualtherapie

Die amerikanischen Sexualwissenschaftler Masters und Johnson haben in den 60er und 70er Jahren ein Programm zur gezielten Behandlung sexueller Funktionsstörungen entwickelt, das in den letzten Jahren weiter verbessert wurde und von ausgebildeten Therapeuten auch in Deutschland angeboten wird. Es handelt sich dabei um gezielte Verhaltensanleitungen zu Sexualübungen, die die Partner entweder alleine oder gemeinsam mit dem Partner zu Hause durchführen.

An jede Übung schließen sich therapeutische Sitzungen an, in denen die Möglichkeit besteht, Erlebnisse und Empfindungen zu besprechen und aufzuarbeiten. Die Übungen reichen von Erkundungen des eigenen Körpers und des Partners über Möglichkeiten der Selbstbefriedigung bis hin zur Vermittlung gezielter sexueller Techniken, zum Beispiel die Unterbindung eines vorzeitigen Samenergusses. Im Gegensatz zu einer konfliktaufdeckenden Psychotherapie konzentriert sich die Sexualtherapie auf die Symptome, und es werden konkrete Verhaltensanleitungen gegeben. Die Lebensgeschichte, aktuelle Lebenssituation und Partnerschaft wird nur so weit näher betrachtet, wie es zur erfolgreichen Bewältigung des sexuellen Problems erforderlich erscheint.

Ein Beispiel soll dieses Vorgehen verdeutlichen: Ein 28jähriger Patient entwickelt nach der Diagnose und Behandlung eines Hodentumors eine Erektionsstörung. Die Ergebnisse einer zunächst durchgeführten urologischen Untersuchung ergeben keinen Hinweis darauf, daß krankheits- oder therapiebedingte körperliche Ursachen für dieses Symptom verantwortlich sind. Der Patient wird daher an einen niedergelassenen Sexualtherapeuten überwiesen, der zu Beginn eine Reihe von Gesprächen mit dem Patienten und später auch mit dessen Partnerin führt, um Hinweise auf mögliche seelische Ursachen der Erektionsstörung zu erhalten. Es stellt sich heraus, daß der Mann durch die operative Entfernung eines Hodens stark verunsichert ist und Angst hat, nicht mehr ausreichend potent zu sein. Seine Lebensgefährtin empfindet er als sexuell sehr anspruchsvoll, was seine Ängste noch verstärkt. Es ist jedoch für einen Mann kaum möglich, eine Erektion zu entwickeln und aufrechtzuerhalten, wenn er Angst hat. In den Übungen wird deshalb zu Beginn ein „Koitusverbot" ausgesprochen, d. h. dem Paar wird nahegelegt, für einige Wochen auf den Geschlechtsverkehr zu verzichten. Die beiden sollen sich statt dessen während dieser Zeit streicheln und liebkosen. Außerdem erhalten sie Anleitungen zu bestimmten Übungen, die darauf abzielen, die sexuellen Lustempfindungen zu erhöhen.

Über den Behandlungsverlauf äußert der Patient später: *„Wir waren beide erleichtert, daß dieser Zwang zum Geschlechtsverkehr erst einmal weg war und wir einfach mal schmusen konnten. Ich brauchte keine Erektion mehr zu haben, und meine Frau fühlte sich nicht mehr verpflichtet, mein Glied steif zu bekommen. Bei den Übungen, die wir dann alleine oder auch gemeinsam gemacht haben, wurden wir regelrecht scharf – aber wir haben uns dennoch zunächst eisern daran gehalten: kein Geschlechtsverkehr! Es war wie ein neckisches Spiel nach* *dem Motto: Liebling, tut mir leid – du mußt noch warten! Weil ich nicht mehr ‚mußte', konnte ich auf einmal wieder. Ich bekam wieder eine richtige Erektion. Als uns dann der Therapeut endlich wieder ‚erlaubt' hat, miteinander zu schlafen, war es eine ganz tolle Sache – wir waren hungrig aufeinander wie beim ‚ersten Mal'. Heute ist alles wieder wie früher – wir haben viel Spaß miteinander, und meine Leistungsängste sind vollkommen verschwunden."*

Leider gibt es in der Bundesrepublik Deutschland noch zu wenige qualifiziert ausgebildete Sexualtherapeuten. Kontaktadressen sind über die Beratungsstellen von Pro Familia (s. S. 150) sowie über die Deutsche Gesellschaft für Sexualforschung (DGS) zu erhalten.

Kontaktadressen der DGS:

Abteilung für Sexualforschung
Universitätskrankenhaus Eppendorf
Martinistr. 52
20246 Hamburg
Tel.: (0 40) 47 17 22 25
Fax: (0 40) 47 17 64 06

Abteilung für Sexualwissenschaft
Klinikum der J. W. v. Goethe-Universität
Theodor-Stern-Kai 7
60596 Frankfurt
Tel.: (0 69) 63 01 76 14
Fax: (0 69) 63 01 66 58

Was kann man selbst zur Bewältigung sexueller Störungen beitragen?

In unserer Gesellschaft wird der Umgang mit einer sexuellen Störung vor allem durch zwei Gründe erschwert. Einerseits herrscht in unserer Vorstellung auch in der Sexualität das Prinzip der „Machbarkeit": Sie soll vor allem funktionieren und sich den allgemein gültigen Leistungsnormen unterwerfen. Andererseits fällt es Menschen deswegen schwer, über sexuelle Probleme, insbesondere über „sexuelles Versagen", offen mit anderen zu sprechen – sei es mit dem eigenen Partner, dem behandelnden Arzt oder einem guten Freund. Die in diesem Buch vorgestellten Patientenschicksale zeigen aber eindringlich, wie wichtig gerade das Miteinandersprechen ist, um sexuelle Probleme bewältigen zu können.

Informationen helfen dabei, passende Lösungsstrategien zu entwickeln

Voraussetzung für einen adäquaten Umgang mit sexuellen Störungen sind Kenntnisse über deren Ursachen und Auswirkungen. Es ist deshalb wichtig, möglichst umfassende Informationen zu sammeln: durch Fragen an den behandelnden Arzt, das Studium von Veröffentlichungen zu diesem Themenbereich (s. a. das Literaturverzeichnis auf S. 169 ff.) und das Gespräch mit anderen Patienten. Je größer das eigene Wissen ist, desto besser sind die Chancen, passende Lösungsstrategien zu entwickeln.

Das Gespräch mit dem Arzt

Das Thema „Sexualität" und insbesondere „sexuelles Versagen" sind in unserer Gesellschaft in besonderer Weise tabuisiert und mit Schamgefühlen verknüpft. Obwohl die nackte menschliche Gestalt etwa im Bereich der Werbung zur Schau gestellt wird und sexuelle Handlungen mehr oder weniger offen in Zeitschriften, Kinos oder im Fernsehen zu sehen sind, zeigt sich immer noch eine deutliche Zurückhaltung, über das *eigene* sexuelle Erleben und Verhalten zu sprechen. Dies gilt natürlich in gleicher Weise für Krebspatienten, die häufig durch ihre Krankheit oder deren Behandlung Beeinträchtigungen ihrer Sexualität erleiden. Deshalb fällt es vielen schwer, darüber mit ihrem Arzt zu sprechen, und manchmal erschweren das auch noch die äußeren Bedingungen eines normalen Sprechstundenbesuches. Aber selbst wenn es sehr viel Überwindung kostet: Es ist wichtig, den behandelnden Arzt auch auf das Thema Sexualität anzusprechen, danach zu fragen, welche Symptome zu erwarten sind, wie lange sie andauern werden und mit welchen bleibenden Veränderungen zu rechnen ist. Dies gilt insbesondere für jüngere Patienten, bei denen ein Kinderwunsch besteht oder in der späteren Lebensplanung vorgesehen ist (s. S. 143 ff.).

Lernen, den eigenen Körper neu anzunehmen

Eine Krebserkrankung und ihre Behandlung führt nicht selten zu vorübergehenden oder auch bleibenden Veränderungen des Körperbildes. Da in unserer Gesellschaft Jugendlichkeit, Spannkraft und Gesundheit verherrlicht werden, führt das bei den Betroffenen häufig zu Gefühlen von Unsicherheit, Scham oder Ekel. Daraus resultiert oft die Furcht, von dem

Partner abgewiesen zu werden, weil man sich als ungenügend, unattraktiv und nicht liebenswert empfindet. Manche vermeiden es, sich dem Partner unverhüllt zu zeigen, oder ziehen sich von allen sozialen Kontakten zurück. Das Akzeptieren der körperlichen Veränderungen ist gleichbedeutend mit dem Abschiednehmen, dem Loslassenkönnen von einem Lebensabschnitt, der erfüllt war mit Gefühlen der Lebenskraft, von Liebe und Erotik. Es ist oft von intensiven Gefühlen der Trauer begleitet und braucht lange Zeit. Aber neben dem „Loslassen" benötigt man auch Mut, mit dem veränderten Körper sexuelle Wünsche zuzulassen und zusammen mit dem Partner zu einem neuen, vielleicht sogar schöneren und bewußteren intimen Zusammensein zurückzufinden.

Die Rolle des Partners

Selbst wenn der eigene Partner vertrauter ist, fällt es vielen Patienten schwer, mit ihm offen über die eigenen Beschwerden zu sprechen – Männer tun sich im allgemeinen schwerer als Frauen, weil sie sexuelle Probleme oft mit „Versagen" gleichsetzen und sich dessen schämen. Die Erfahrung zeigt aber, daß sexuelle Schwierigkeiten am ehesten dann zu bessern oder zu beseitigen sind, wenn man mit seinem Partner darüber spricht. Das gilt insbesondere auch dann, wenn es um die Entwicklung neuer Formen sexueller Begegnung und Befriedigung geht. Nur wenn ein Partner sich überwindet, dem anderen zu sagen, was er gerne mag, was ihn abstößt, ihm Schmerzen bereitet oder was er als lustvoll empfindet, besteht eine gute Chance, daß sich die sexuelle Beziehung weiterentwickeln kann.

Das Problem der „Versagensangst"

Oft ist bei Patienten eine sich selbst verstärkende Versagensangst zu beobachten: Die Angst zu versagen aber führt dazu, daß die Betroffenen sexuelle Kontakte meiden. Gerade Männer werden oft Opfer ihrer eigenen Leistungsansprüche in der Sexualität. Sie sind während des Zusammenseins mit einer Frau von dem Gedanken beherrscht, ob sie eine „richtige" Erektion bekommen oder sie aufrechterhalten können. Die Konzentration auf diese Gedanken und die daraus resultierende Angst und Anspannung verursachen wie eine sich selbst erfüllende Prophezeiung ein „sexuelles Versagen". Beim nächsten intimen Zusammensein führt diese Versagensangst durch die innere Anspannung erst recht zu erneuten sexuellen Schwierigkeiten: Der Betroffene bewegt sich in einem Teufelskreis von Versagensangst und daraus resultierendem Versagen. Das kann zu sexuellem Rückzug und entsprechendem Vermeidungsverhalten führen. Ein 54jähriger Patient über seine diesbezüglichen Erfahrungen:

„Wenn ich jemandem einen Ratschlag geben soll, dann den, nichts erzwingen zu wollen. Ich wußte durch das Aufklärungsgespräch mit meinem Arzt, daß ich nach meiner Operation mit Erektionsstörungen rechnen mußte, sie zumindest nicht mit absoluter Sicherheit zu verhindern waren. Das hat bei mir zur Folge gehabt, daß ich mich nach der Operation richtig darauf konzentriert habe, ob ich nun eine Erektion bekommen kann oder nicht. Wenn ich mit meiner Frau zusammen war, habe ich mich kaum auf etwas anderes einstellen können – ich habe mich richtig versteift darauf. Und dann ging natürlich gar nichts. Beim nächsten Mal habe ich erst recht daran denken müssen – und bekam natürlich wiederum keine Erektion. Bis ich gemerkt habe, daß ich es nicht erzwingen kann – erst dann habe ich lockerlassen können. Ich habe mich einfach mit

meiner Impotenz abgefunden, dem Sex ade gesagt und mich sozusagen auf die faule Bärenhaut gelegt. Und siehe da, plötzlich ging es! Deswegen sage ich heute: Es hat keinen Sinn, mit aller Gewalt erzwingen zu wollen, daß alles wieder wie vorher läuft."

Das Problem kann noch weiter verschlimmert werden, wenn ein großes Bedürfnis danach besteht, den Partner sexuell zu befriedigen, und deshalb das Symptom erst recht als eigenes „Versagen" erlebt wird. Abhilfe kann nur das offene Gespräch mit der Partnerin schaffen, um den „Erfolgsdruck" zu reduzieren und damit die angstfreie Entwicklung sexueller Lust zu ermöglichen. Gerade das fällt jedoch manchem Mann nicht leicht.

Ein Patient: „Ich weiß nicht, wie viele Anläufe ich machte, bis ich meiner Frau eingestehen konnte, daß ich Probleme mit meiner Erektion habe. Meine Frau hat so eine ironische Art, macht gerne spitze Bemerkungen, nimmt einen auf den Arm, wo man dabeisteht. Eigentlich mag ich das ganz gerne. Aber wegen meiner Potenz – da wollte ich mich nicht unbedingt auslachen lassen. Das geht irgendwie an die Substanz. Ich habe deshalb alles mögliche versucht, um keine Situation entstehen zu lassen, in der es zum Beischlaf kommt. Ich wußte einfach nicht, wie ich es ihr erklären sollte. Als ich mich dann doch überwandt, hat sie wirklich lieb reagiert – ganz anders als ich befürchtet hatte."

▨ Neue Formen der sexuellen Befriedigung entwickeln

Auch wenn vertraute Wege der Befriedigung durch die Erkrankung versperrt sind, braucht das nicht zum vollkommenen Verlust der Sexualität zu führen. Ein Beispiel dafür können beim sexuellen Verkehr auftretende Schmerzen sein, die durch unterschiedlichste Ursachen ausgelöst werden. In vielen Fällen ist es hilfreich, beim Intimverkehr eine andere Stellung einzunehmen als gewohnt, die aber weniger oder keine Schmerzen verursacht. Viele Paare entwickeln im Lauf der Jahre eine „Lieblingstellung", die sie vorwiegend einnehmen, wenn sie miteinander schlafen. Gerade diese mag aber bei einer bestimmten Erkrankungssituation unangenehm oder schmerzauslösend sein.

Hier gilt grundsätzlich: Jede Form des sexuellen Kontakts, die beiden Partnern Befriedigung bereitet, ist gut – auch wenn sie in den Augen anderer vielleicht ungewöhnlich erscheinen mag. Es lohnt sich, verschiedenartigste Stellungen miteinander auszuprobieren und einige Zeit mit deren Übung zu verbringen. Wer dabei die aktivere Rolle übernimmt, das sollte bei einem für beide Partner befriedigenden Zusammensein überhaupt keine Bedeutung haben.

Dazu eine Frau nach einer Uterusentfernung: *„Während wir früher miteinander schliefen, lag ich meistens unten und mein Mann auf mir – eben die ‚klassische' Stellung. Aber nach der Operation habe ich öfter Schmerzen empfunden, wenn mein Mann dabei zu tief in mich eindrang und an das Ende meiner Scheide stieß. Das führte dazu, daß ich mich aus Angst vor einer neuen Schmerzattacke nicht mehr gehenlassen konnte und dann auch keinen Orgasmus mehr bekam. Ich habe dann mit meinem Mann darüber gesprochen, und er schlug mir vor, doch eine andere Stellung auszuprobieren. Seit dieser Zeit bevorzuge ich es, auf meinem Mann zu sitzen. Ich kann damit zu jedem Zeitpunkt bestimmen, wie tief er in mich kommt und wie heftig wir uns bewegen. Seither fühle ich mich viel besser."*

Anwendung sexueller Hilfsmittel

Ähnliches gilt für die Verwendung von Hilfsmitteln wie den Erektionshilfesystemen (s. S. 111 ff.) oder anderen Methoden – auch wenn es zunächst fremd erscheint, wenig vorstellbar ist und es Mut kostet, sie zu erproben.

Ein Patient berichtete dazu: *„Am Anfang habe ich gedacht, so etwas kann ich nie benutzen – schon gar nicht, wenn ich mit meiner Frau zusammen bin. Aber dann habe ich mir überlegt: Wenn jemand einen Arm verloren hat und eine Prothese verwendet, sagt ja auch niemand etwas. Und irgendwie ist es ja was Ähnliches. Also warum sollte ich da nicht auch ein Hilfsmittel benutzen? Und ich glaube, weil ich es dann schließlich so selbstverständlich benutzt habe, kam auch gar keine Verlegenheit mehr zwischen uns auf."*

Sexualität ist nicht nur Geschlechtsverkehr

Auch wenn ein Mensch durch seine Erkrankung oder deren Behandlung in seiner Fähigkeit eingeschränkt ist, einen Koitus zu vollziehen, heißt das nicht, daß er über keine Sexualität mehr verfügt. Es gerät in dieser Situation oft in Vergessenheit, daß der ganze Körper ein sinnliches und potentiell sexuelles Organ ist und diese Fähigkeit zum Empfinden lustvoller Berührungen nur in wenigen Fällen völlig verlorengeht. Gemeinsam gelebte Sexualität ist nicht nur Geschlechtsverkehr: Der Koitus ist eine Ausdrucksform einer liebevollen Beziehung zwischen zwei Menschen, aber nicht die einzige. Viele Paare verzichten beim Auftreten einer sexuellen Einschränkung nicht nur auf jeglichen Versuch, den Geschlechtsverkehr zu vollziehen, sondern auch auf jede andere Form von Zärtlichkeit und Körperkontakt. Dabei ist der gesamte Körper für zärtliche und erregende Berührungen empfänglich, und zur Liebkosung eignen sich ebenso die Hände, die Lippen, die Zunge oder andere Körperteile. Das Ausprobieren sollte alle uns zur Verfügung stehenden Sinne umfassen, denn sie alle können zu sexueller Lust beitragen: Sehen, Hören, Riechen, Schmecken oder Tasten.

Trauer kann notwendig sein

Das Prinzip „alles ist möglich" wird von vielen Menschen auch auf die Sexualität übertragen. Wenn durch eine Krebserkrankung und deren Behandlung sexuelle Einschränkungen verursacht worden sind, sollen diese möglichst umgehend und vollständig beseitigt werden. Statt sich zunächst mit den eigenen Gefühlen auseinanderzusetzen und vielleicht auch um einen Verlust zu trauern, wird am Prinzip der Machbarkeit festgehalten. Eine „Lösung" sexueller Probleme muß nicht unbedingt bedeuten, daß der vor Krankheitsausbruch bestehende Zustand wiederhergestellt wird – manchmal ist dies einfach nicht möglich.

Die Bedeutung der Partnerbeziehung

Eine Krebserkrankung und ihre Behandlung verursacht manchmal eine mehr oder weniger große Beeinträchtigung der zuvor gemeinsam erlebten Sexualität. Sie betrifft nicht nur den Patienten selbst, sondern auch dessen Partner. Ein Beispiel macht das deutlich: Ein durch eine Operation verursachter Erektionsverlust führt anfangs häufig zu einem Vermeidungsverhalten, und die Partnerin muß akzeptieren, daß sich ihr impotenter Partner zunächst aus der gemeinsamen Sexualität zurückzieht, um sich vor Kränkungen und Minderwertigkeitsgefühlen zu schützen. Der Verlust gewohnter sexueller Befriedigungsmöglichkeiten mag deshalb für *beide* Partner von Gefühlen großer Trauer begleitet sein. Die Krebserkrankung und die mit ihr verknüpften sexuellen Probleme werden auch dadurch zu einer „Bewährungsprobe" für die Partnerschaft.

Besondere Probleme können sich dann ergeben, wenn der krebskranke Partner durch eine Operation körperlich entstellt wird, insbesondere im Mund-, Kiefer- und Gesichtsbereich oder am Kehlkopf. Für die meisten Menschen repräsentiert das Gesicht mit seinen vielfältigen mimischen Ausdrucksmöglichkeiten die ganze Person, ähnliches gilt für die menschliche Stimme. Gesichtsentstellende Operationen und die Sprache beeinträchtigende Kehlkopfamputationen haben deshalb nicht nur verheerende Auswirkungen auf das Selbstwertgefühl der Betroffenen, sondern stellen auch hohe Anforderungen an deren Partner.

Wie sich eine Laryngektomie, die operative Entfernung des Kehlkopfes, auf das weitere Leben und auch auf eine Partnerbeziehung auswirken kann, hat Leonhard Lentz in seinem autobiographischen Buch „Der Indianer" geschildert. Er legt zunächst dar, wie sehr er sich gehemmt fühlt, weil er nicht mehr durch den Mund atmet, sondern durch ein Tracheostoma im Hals, aus dem sein Atem oft fauchend entweicht.

„Sie streicht sich die Haare aus der Stirn und lächelt mich freundlich an. Ich faß an meinen Hals. Wie soll das denn gehen? Geht das? Ich fauche ja schon bei der kleinsten Anstrengung. Was wird sie sagen? Ist dann alles aus? Stört sie das, wenn ich fauche? Bestimmt stört sie das, jeden stört das."

Lentz zeigt in seinem Buch aber auch, daß in einer liebevollen Beziehung solche Hindernisse überwunden werden können.

In fast allen Fällen ist aber die Krebserkrankung nicht die erste Belastungsprobe, der sich ein Paar ausgesetzt sieht. Und wie in anderen Krisensituationen auch sind gemeinsame Gespräche über das, was beide Partner gefühlsmäßig erleben, von entscheidender Bedeutung, um die Herausforderungen gemeinsam erfolgreich zu bewältigen und eine befriedigende (auch sexuelle) Beziehung aufrechtzuerhalten. Erfahrungsgemäß neigen Männer dazu, Probleme alleine lösen zu wollen, während Frauen eher gemeinsame Problemlösungen anstreben.

Die Ehefrau eines Patienten, der einen künstlichen Darmausgang angelegt bekam, äußerte sich in einem Gespräch über ihre Einstellung zu der Partnerschaft: *„Es war für mich selbstverständlich, daß ich meinem Mann in dieser Situation beistand – es hätte schließlich auch genausogut umgekehrt kommen können, und ich wäre die Betroffene gewesen. Ich habe meine Aufgabe damals vor allem darin gesehen, ihm soweit wie möglich Beistand zu leisten und ihm das Gefühl zu vermitteln, daß ich ihn immer noch als attraktiv ansehe – und daß die Plastiktüte an seinem Bauch daran für mich nichts ändert. Natürlich habe auch ich mich daran gewöhnen müssen, zumal er in der ersten Zeit einige Probleme mit der sachgerechten Stomaversorgung hatte. Aber das macht doch eine Beziehung aus, daß man sich auf den anderen verlassen kann, oder? Ich denke, ein Stoma wird nur dann zu einem wirklichen Problem, wenn es bereits vorher Unstimmigkeiten gegeben hat."*

Wissenschaftliche Studien weisen darauf hin, daß viele Patienten bereits vor dem Ausbruch ihrer Krebserkrankung unter einer psychologisch und/oder körperlich bedingten sexuellen Störung gelitten haben. Eine Erhebung bei niedergelassenen Ärzten einer deutschen Großstadt ergab beispielsweise, daß jeder vierte Patient, der wegen irgendwelcher Beschwerden seinen Arzt aufsuchte, auch unter einer längerdauernden sexuellen Störung litt. Das erschwert natürlich die Bewältigung hinzukommender krankheitsbedingter Einschränkungen.

Die Erfahrung zeigt, daß die Sexualität häufig wie ein Barometer besonders empfindlich auf offene oder verborgene Konflikte eines Paares reagiert und durch diese beeinträchtigt wird. Die durch eine Krebserkrankung veränderte körperliche Situation und eine damit verbundene Scheu, sich auf einen intimen Kontakt einzulassen, behindert deshalb die gemeinsame Bewältigung der Beziehungsproblematik und führt so in Einzelfällen zu vollkommenem sexuellen Vermeidungsverhalten und Rückzug. In diesen Fällen ist eine Psychotherapie oder Sexualtherapie sinnvoll und notwendig, wenn beide Partner trotzdem den Wunsch haben, ihre Beziehung aufrechtzuerhalten und ihr Intimleben wiederaufzunehmen.

Manchmal ist es für den Partner auch schwierig abzuschätzen, wie offen er seine eigenen Belastungen offenbaren darf oder nicht. Verhält er sich jedoch eher verharmlosend und läßt seine eigene Betroffenheit überhaupt nicht spüren, kann das unter Umständen zu Mißverständnissen führen, wie der folgende Bericht eines Patienten mit Rektumkarzinom zeigt: *„Obwohl für meine Frau und mich die Sexualität in unserer Beziehung keine zentrale Rolle mehr spielte – wir sind schließlich schon über 20 Jahre verheiratet –, war ich doch schockiert, als ich vor der Operation darüber aufgeklärt wurde, daß ich durch den Eingriff möglicherweise meine Potenz verlieren würde. Als ich es meiner Frau offenbarte, reagierte sie zu* *meinem Erstaunen ganz gelassen und versuchte ganz offensichtlich, mich zu beruhigen: In unserer Ehe seien doch ganz andere Dinge von Bedeutung und so. Und obwohl ich ihre Absicht spürte, war ich gleichzeitig durch ihre Äußerungen gekränkt – so, als ob unsere frühere gemeinsame Sexualität keinen Wert für sie gehabt hätte, und es für sie von keinerlei Bedeutung sei, ob wir in Zukunft noch miteinander schlafen könnten oder nicht. Das hat mich ziemlich getroffen, und ich habe sie erst zwei Tage später nochmals darauf ansprechen können, ob es ihr eigentlich wirklich so egal sei, wie ich es herausgehört hatte."*

Häufig verhält sich der Partner auch nach der Krankenhausentlassung des Patienten eher vorsichtig und abwartend, um ihn zu schonen – gerade auch im Bereich der Sexualität. Wie wichtig hier der gemeinsame Austausch ist, um keine Mißverständnisse entstehen zu lassen, zeigen die Erfahrungen einer an Brustkrebs erkrankten Frau:

Frau K., verheiratet, 38, Kosmetikerin, blond, schlank und stolz auf ihr gutes Aussehen: *„In meinem Beruf wird das einfach erwartet. Vor einem Jahr tastete ich einen Knoten in meiner linken Brust. Zunächst habe ich das nicht ganz ernst genommen, weil ich wegen einer Mastopathie oft Verhärtungen in meinen Brüsten hatte."*

Nach der eingehenden Untersuchung beim Frauenarzt der Schock: Verdacht auf Mammakarzinom. Wenige Tage später wird sie operiert. Der Verdacht bestätigt sich: Karzinom, fünf Lymphknoten sind befallen, kein weiterer Befund. Der Chirurg entfernt die linke Brust. Es folgen eine adjuvante (unterstützende) Chemotherapie mit drei Zyklen, danach Bestrahlungen und drei weitere Zyklen Chemotherapie. Frau K. berichtet: *„Als ich nach der Operation aufwachte, war mein er-*

ster Gedanke. Jetzt bist du keine schöne Frau mehr. Dabei war ich immer so stolz auf meine Figur. Mein Mann sagte früher oft zu mir: ‚Du bist so ein richtiges Vollweib.'"

Auf einmal sieht sie ihre Situation mit ganz anderen Augen. *„Als mein Mann der Krankenschwester freundlich zulächelte, weil sie die von ihm mitgebrachten Blumen in eine Vase stellte, dachte ich, er schaut auf ihren Busen. Wenn ich die Zeitung aufschlug, sah ich nur noch schöne Brüste von schönen Frauen. Je mehr ich davon sah, desto häßlicher kam ich mir vor."*

Nach der Entlassung aus dem Krankenhaus bringt sie es nicht fertig, sexuell auf ihren Mann zuzugehen. *„Mein Selbstbewußtsein war ramponiert genug. Ich wollte mir das nicht antun, daß er mich so sieht, mit nur einer Brust."* Aber auch ihr Mann verhält sich abwartend – aus Rücksicht, wie er später sagt: *„Ich meinte, ich muß sie schonen nach dieser schweren Operation – das muß doch erst mal alles ausheilen, bevor ich wieder mit ihr schlafen kann."*

Frau K. bemerkt die scheinbare Reserviertheit ihres Mannes sofort und fühlt sich in ihren Befürchtungen bestätigt: *„Ich dachte, jetzt begehrt er mich nicht mehr – ich bin wohl keine richtige Frau mehr für ihn."* Leider haben beide nicht gelernt, offen über ihre Sexualität zu sprechen. *„Ich wurde dann richtig sauer auf ihn und wollte ihn nun erst recht nicht mehr an mich ranlassen."*

Beide Ehepartner waren sehr unglücklich über diese Situation. Es gelang ihnen schließlich doch, in einem Gespräch mit einem Psychologen über ihre Gefühle und Ängste offen zu sprechen und ihre Mißverständnisse zu klären. Für Frau K. lautet das Fazit ihrer Erfahrung: *„Heute weiß ich, daß wir uns* *viel früher hätten aussprechen sollen – aber wir haben uns leider beide nicht getraut."*

Die Erfahrungen des Ehepaars bestätigen eine häufige Beobachtung bei Paaren, von denen ein Partner an Krebs erkrankt ist: Beide reagieren – aus Rücksichtnahme auf den anderen – mit Ängsten, die jedoch nicht offen ausgesprochen werden. Die Verunsicherung führt zu einem Rückzugsverhalten und löst dadurch weitere Angst aus, die Initiative zu ergreifen und auf den Partner zuzugehen. So werden auch sexuelle Kontakte immer mehr vermieden – oft trotz vorhandener sexueller Wünsche und Bedürfnisse.

Es kommt sehr darauf an, welche Bedeutung die gemeinsam gelebte Sexualität in der Partnerschaft hatte, ob sie durch andere Befriedigungsformen ersetzt werden kann oder andere Aspekte der Partnerschaft mehr in den Vordergrund treten. Veränderte Formen der sexuellen Begegnung helfen dabei, Verluste erfolgreich zu bewältigen. Dazu ein Beispiel: Wenn es bei einem Mann zu keiner Erektion mehr kommt, empfiehlt sich eine im Englischen als „stuffing" (stopfen, ausstopfen) bezeichnete Methode. Dabei wird das weiche oder halbsteife Glied in die Vagina eingeführt, wobei die Partnerin durch Stoßen der Hüfte mithilft und bei ihren Bewegungen darauf achtet, daß der Penis nicht herausrutscht. Dadurch werden lustvolle Berührungen möglich, obwohl das Erektionsvermögen beeinträchtigt ist.

Eine Krebserkrankung stellt jedoch nicht nur eine Belastung für die Partnerschaft dar. Die Erfahrung zeigt, daß sie für viele Paare zu einem Anlaß wird, bisher gewohnte und ausgetretene Pfade zu verlassen und zu einer positiven Neuorientierung zu finden. Dazu die Äußerung eines Mannes über die Veränderungen in seiner Ehe nach der Erkrankung seiner Frau: „*Nach 24 Jahren Ehe erkrankte meine Frau an Nierenkrebs. Unsere Kinder waren bereits aus dem Haus und unsere Ehe in vielem zur Routine geworden. Ich glaube, uns beiden war eigentlich gar nicht mehr recht bewußt, was wir an Liebe füreinander empfinden. Die Krankheit meiner Frau hat plötzlich alles in Frage gestellt und uns beide wachgerüttelt. Erst dadurch wurde mir wieder bewußt, wie sehr ich eigentlich meine Frau liebe und an ihr hänge. Das hat sich auch sehr belebend auf unsere Sexualität ausgewirkt, die uns ebenso wie unsere Gefühle in der Alltagsroutine langsam abhanden gekommen war. Es klingt vielleicht komisch, aber wir haben durch den Krebs meiner Frau lustvollere und intensivere Begegnungen erlebt als früher.*"

Empfängnisverhütung und Schwangerschaft

Wegen der möglichen Auswirkungen einer Krebsbehandlung auf die Fruchtbarkeit oder auf ein sich entwickelndes ungeborenes Kind ist es allgemein empfehlenswert, während dieser Zeit und während eines Zeitraums von etwa zwei Jahren danach auf eine zuverlässige Empfängnisverhütung zu achten. Dabei sind je nach Wahl der Methode folgende Aspekte zu beachten:

- Antibabypillen mit hohem Progesterongehalt sollten nicht eingenommen werden, da sie das Risiko einer Scheideninfektion erhöhen. Frauen mit hormonabhängigen Tumoren müssen ganz auf die Pille verzichten – auch wenn es sich um Pillen mit sehr niedrigem Hormongehalt handelt („Minipille").
- Pessare müssen neu angepaßt werden, falls durch die Krankheit ein Gewichtsverlust von mehr als 5 kg aufgetreten ist, da sonst kein sicherer Sitz mehr gewährleistet ist.
- Spiralen sind nicht zu empfehlen, da ein erhöhtes Risiko von Blutungen und Infektionen besteht.
- Bei der Anwendung von Kondomen ist u. U. die zusätzliche Benutzung eines wasserlöslichen Gleitgels empfehlenswert, falls die Scheide durch die Krankheit oder Therapiemaßnahmen (z. B. Bestrahlung) geschädigt worden ist und sich nicht mehr ausreichend dehnt oder bei sexueller Erregung nicht feucht wird.

Es ist grundsätzlich zu empfehlen, sich wegen der Empfängnisverhütung fachärztlich beraten zu lassen. Da eine Schwangerschaft durch eine Krebserkrankung und deren Behandlung in ganz unterschiedlicher Weise beeinflußt werden kann, ist auf jeden Fall ein Informationsgespräch wichtig, falls ein Kinderwunsch besteht. Unter Umständen ist es notwendig, noch vor Beginn einer Krebsbehandlung geeignete Maßnahmen zu ergreifen, um die spätere Erfüllung eines Kinderwunsches zu ermöglichen. Dazu gehören Maßnahmen wie die Verlagerung der Eierstöcke vor einer Strahlentherapie des Bauchraumes oder das Einfrieren von Sperma in einer Samenbank.

Die Kosten für eine Tiefkühlkonservierung (Kryokonservierung) werden allerdings zur Zeit von den gesetzlichen Krankenkassen nicht übernommen. Für die Entnahme und Untersuchung des Spermas muß mit einmaligen Kosten von ca. 600 DM, für die Konservierung mit ca. 500 DM pro Jahr gerechnet werden.

Folgende Nebenwirkungen werden bei einer Krebstherapie beobachtet:

Strahlentherapie: Durch eine Unterleibsbestrahlung der Frau kann es zu einer vorübergehenden oder dauerhaften Sterilität kommen. Bei Streustrahlungen ist eine Rückkehr der Fruchtbarkeit möglich, bei direkter Bestrahlung der Eierstöcke bleibt eine dauerhafte Sterilität zurück. Durch die Strahlung besteht das Risiko der Schädigung des Erbmaterials der sich in den Eierstöcken befindlichen Eizellen. Diese Chromosomenschädigungen können Totgeburten in den ersten Schwangerschaftsmonaten oder auch behinderte Kinder mit schwerwiegenden genetischen Schäden zur Folge haben. Bei einem Kinderwunsch ist deshalb unbedingt eine vorherige Beratung durch den Radiologen zu empfehlen.

Bei Männern werden die Hoden nur in sehr seltenen Fällen direkt bestrahlt. Eher ist mit einer Schädigung durch die Streustrahlung zu rechnen, die manchmal anfällt, wenn benachbarte Körperbezirke bestrahlt werden. Es besteht hierdurch die Gefahr einer vorübergehenden Beeinträchtigung der Zeugungsfähigkeit durch die Schädigung der Spermien, in wenigen Fällen auch zu einem jahrelangen Verlust an lebensfähigen Spermien. Die Potenz bleibt erhalten. Da in den Hoden ständig neue Samenzellen entwickelt werden, wird nach mehreren Monaten die Zeugungsfähigkeit wieder erreicht. Sollte ein Kinderwunsch bestehen, ist eine Beratung durch den behandelnden Radiologen über den notwendigen zeitlichen Sicherheitsabstand unbedingt zu empfehlen. Bei Bestrahlungen im Bereich des Beckens oder der Leisten ist es sinnvoll, einen Zeitraum von etwa zwei Jahren einzuhalten, um ein genetisches Risiko zu vermeiden.

Chemotherapie: Eine Chemotherapie gefährdet bei der Frau eine bestehende Schwangerschaft. Es besteht das Risiko, den Embryo unmittelbar zu schädigen. Man spricht hier von der teratogenen Wirkung dieser Medikamente. Wird eine Krebstherapie oder deren Rezidiv zu einem frühen Zeitpunkt einer bereits bestehenden Schwangerschaft erkannt, muß deshalb gemeinsam mit den behandelnden Ärzten abgewogen werden, ob ein Schwangerschaftsabbruch durchgeführt werden muß oder die Chemotherapie so lange hinausgeschoben werden kann, bis das Kind lebensfähig ist und entbunden werden kann (etwa 33. Schwangerschaftswoche). Bei Fortsetzung der Chemotherapie in der Stillphase ist ein natürliches Stillen des Kindes meist nicht möglich, da viele Zytostatika in die Muttermilch übertreten und dadurch den Säugling schädigen können.

Nach dem Abschluß einer Chemotherapie ist grundsätzlich eine Schwangerschaft möglich. Wegen des Risikos eines erneuten Auftretens der Krebserkrankung raten jedoch viele Ärzte dazu, den Kinderwunsch in den ersten Jahren nach dem Abschluß der medizinischen Behandlung zurückzustellen. Auf jeden Fall muß je nach den angewandten Zytostatika ein zeitlicher Sicherheitsabstand (Karenzzeit) eingehalten werden, bis die Wirkung dieser Medikamente vollständig abgeklungen ist und die Eireifung in den Eierstöcken wieder ungestört ablaufen kann. Häufig wird ein Zeitraum von mindestens sechs Monaten empfohlen. Eine Beratung durch den behandelnden Onkologen ist unbedingt anzuraten. Die bisherige klinische Erfahrung zeigt, daß Kinder kein erhöhtes Mißbildungsrisiko haben, wenn sie von Müttern oder Vätern abstammen, die eine Chemotherapie absolviert haben

Bei Männern kann durch eine Chemotherapie die Spermienkonzentration stark herabgesetzt sein und sich nur sehr langsam wieder verbessern. Es kommt nach einer Chemotherapie manchmal auch zu bleibender Unfruchtbarkeit. Bei bestimmten Chemotherapieprogrammen sollte deshalb erwogen werden, Spermien vor Therapiebeginn in einem speziellen Labordepot tiefkühlkonservieren zu lassen. Nach dem Abschluß einer Chemotherapie gibt ein Spermiogramm Aufschluß über die Fertilität und damit über die Möglichkeit der Erfüllung eines Kinderwunsches.

Wo finde ich Unterstützung und Hilfe?

Ärzte

Um eine sexuelle Störung zu behandeln, ist es unumgänglich, sich Klarheit über mögliche körperliche Ursachen zu verschaffen. Dazu ist eine umfassende Untersuchung und Beratung durch einen erfahrenen Facharzt, zu dem man Vertrauen hat, notwendig. Er kann beurteilen, welche Behandlungsmöglichkeiten überhaupt bestehen und im Einzelfall sinnvoll und erfolgversprechend erscheinen.

Das Thema Sexualmedizin wird bisher im Rahmen des Medizinstudiums in Deutschland leider nur unzureichend gelehrt. Oft beschränken sich die Lehrinhalte der Vorlesungen lediglich auf die Vermittlung anatomischer und physiologischer Kenntnisse. Auswirkungen einer Krankheit und deren Behandlung auf das sexuelle Erleben und Verhalten der Betroffenen werden selten systematisch betrachtet. Jeder Arzt ist bisher darauf angewiesen, sich die entsprechenden Kenntnisse in Weiterbildungsveranstaltungen und auf Kongressen sowie durch das Studium geeigneter Fachliteratur selbst anzueignen, um seinen Patienten konkrete Hilfestellungen bei sexuellen Problemen anbieten zu können. Daher ist es oft schwierig, einen sexualtherapeutisch kompetenten Arzt zu finden. In manchen Fällen wird der behandelnde Hausarzt oder Onkologe einen Facharzt nennen, der die Behandlung sexueller Störungen durchführt. Häufig handelt es sich dabei um Urologen oder Gynäkologen, die nach einer ausführlichen

Erhebung der Vorgeschichte und Diagnostik eine gezielte Behandlung anbieten können. Falls erforderlich, werden weitere Fachärzte wie Neurologen, Endokrinologen, Internisten oder ein Psychotherapeut hinzugezogen.

Kliniken

In manchen Fällen ist auch eine Überweisung an eine urologische oder gynäkologische Poliklinik eines Krankenhauses sinnvoll. Einige Universitätskliniken verfügen darüber hinaus über spezielle sexualmedizinische Sprechstunden, in denen – vor allem bei seelisch bedingten sexuellen Problemen – eine umfassende Beratung angeboten wird.

Psychotherapeuten

Hat eine sexuelle Störung vor allem seelische Ursachen oder spielen diese bei der Auslösung und Aufrechterhaltung der Symptomatik eine wichtige Rolle, kann eine Psychotherapie notwendig werden. Sie wird in Deutschland vor allem durch ärztliche und psychologische Psychotherapeuten durchgeführt. In den letzten Jahren hat sich jedoch ein immer undurchschaubarerer „Psycho-Markt" entwickelt, auf dem die unterschiedlichsten Psychotherapieverfahren angeboten werden. Für den Laien ist es oft außerordentlich schwierig, die Seriosität einer Psychotherapiemethode oder eines Psychotherapeuten richtig einzuschätzen.

Häufig wird der Hausarzt eine persönliche Empfehlung aussprechen oder Adressen ihm bekannter Psychotherapeuten vermitteln. Man kann auch selbst im Branchenfernsprechverzeichnis unter dem Stichwort „Ärzte für Psychotherapie" oder „Psychotherapie" nach Eintragungen suchen. Oder man wendet sich an die für das jeweilige Wohngebiet zuständige Geschäftsstelle der Kassenärztlichen Vereinigung (KV), die Listen ausgebildeter und zur Abrechnung mit den Krankenkassen befugter Therapeuten führen. Eine weitere Möglichkeit besteht darin, die eigene Krankenkasse anzusprechen. Diese verfügt in der Regel ebenfalls über entsprechende Verzeichnisse. Hinweise auf Ärzte und Psychologen, die mit Krebspatienten arbeiten, gibt auch die Geschäftsstelle der Deutschen Arbeitsgemeinschaft für Psychoonkologie (dapo), Klinik Schwabenland, Riedstr. 16, 88316 Isny im Allgäu, Tel.: 0 75 62 / 71 13 03, Fax: 0 75 62 / 71 12 95.

Trotz einer zunehmenden Zahl in eigener Praxis arbeitender Psychotherapeuten ist es immer noch schwierig, einen Behandlungsplatz zu finden. Die meisten Therapeuten sind in den Großstädten niedergelassen. Im ländlichen Raum müssen von den Patienten oft weite Wege in Kauf genommen werden, um überhaupt einen Behandlungsplatz zu finden. Jeder muß außerdem damit rechnen, nicht sofort mit einer Psychotherapie beginnen zu können, sondern eine Wartezeit von einigen Wochen bis zu mehreren Monaten in Kauf nehmen zu müssen. Oder man wird an Kollegen weiterverwiesen, die bei Nachfrage aber ebenfalls auf lange Zeit besetzt sind. Die Suche nach einem Behandlungsplatz wird deshalb manchmal zunächst zu einem frustrierenden Erlebnis von Absagen und damit verbundenen Kränkungen.

Beratungsstellen

Deutsche Gesellschaft für Familienplanung,
Sexualpädagogik und Sexualberatung e. V. Pro Familia
Bundesgeschäftsstelle der Pro Familia
Stresemannallee 3
60596 Frankfurt
Tel.: (0 69) 63 90 02
Fax: (0 69) 63 98 52

PRO FAMLIA wurde 1952 gegründet und ist auf dem Gebiet der Partnerschafts- und Sexualberatung sowie der Familienplanung tätig. In mehr als 150 interdisziplinär besetzten Beratungsstellen und sieben Familienplanungszentren mit insgesamt annähernd 900 Mitarbeitern werden Menschen mit Fragen zur Sexualität informiert und beraten.

Selbsthilfegruppen

Eine weitere Möglichkeit der Unterstützung bei Problemen im Bereich der Partnerschaft und Sexualität stellen die Selbsthilfegruppen dar, die in vielen Städten existieren und sich regelmäßig zum Meinungs- und Erfahrungsaustausch treffen. Sie sind heute fester Bestandteil unseres Gesundheitssystems. Im Jahr 1989 existierten in der Bundesrepublik etwa 45 000 Selbsthilfegruppen, in denen über 500 000 Menschen organisiert waren und deren Zahl noch weiter ansteigen wird. Der Bedarf und das Interesse an Möglichkeiten zur Selbsthilfe scheinen groß. Da die Teilnehmer alle selbst Betroffene sind und die aus einer Krebserkrankung resultierenden Schwierigkeiten aus eigenem Erleben kennen, bringen sie ein großes Verständnis auf für die mit der Krankheitsbewältigung in Zusammenhang stehenden Fragen.

Eine Patientin schreibt zwei Jahre nach ihrer Krankenhausbehandlung wegen Brustkrebses folgenden Brief:

„ *...Sie haben mir damals während der stationären Behandlung von der Arbeit der Selbsthilfegruppen erzählt und wie wichtig es sei, über seine Erkrankung sprechen zu können. Das war mit meinem Mann leider kaum möglich. Ihm hat meine Krebserkrankung selbst zuviel Angst gemacht, und ich habe das – wohl oder übel – akzeptieren müssen. Ich habe mich dann nach einer Selbsthilfegruppe in meiner Umgebung erkundigt, aber erst mehrere Monate später den Mut gefunden, mich dort persönlich vorzustellen. Vielleicht wollte ich auch in den ersten Wochen nach der Entlassung nicht gleich wieder mit anderen krebskranken Frauen konfrontiert werden. Und es hat mich auch Mut gekostet, meine Sorgen zu offenbaren und mich mir zunächst vollkommen fremden Menschen anzuvertrauen. Aber als ich dann das erste Mal auf einer der Gruppensitzungen war, erstaunte mich das Maß an Offenheit, mit dem die Frauen mir begegneten...*

Ich bin auch erleichtert, daß nicht nur über Krebs geredet wird – es aber möglich ist, wenn ich den Wunsch danach habe: über meine Erfahrungen, über meine Schwierigkeiten, meinen durch die Operation veränderten Körper zu akzeptieren, oder die Veränderungen in der Beziehung zu meinem Mann – und das ohne Angst haben zu müssen, auf Unverständnis oder Ablehnung zu stoßen. Ich lerne durch den Austausch eine Menge darüber, wie andere mit ihren Problemen umgehen und kann dadurch auch sehr häufig Lösungsmöglichkeiten für mich entwickeln.

Ich gehe in relativ regelmäßigen Abständen zu den Gruppensitzungen, aber ich könnte mir auch gut vorstellen, daß ich das eines Tages nicht mehr brauche. Ich erinnere mich daran, wie Sie zu mir gesagt haben, daß die Verarbeitung meiner Krankheit lange Zeit dauern wird, und ich bin froh, in dieser Situation nicht alleine zu sein. Das Gefühl, mit anderen in einem Boot zu sitzen, hat etwas Erleichterndes an sich: Ich kann bei ihnen sehen und miterleben, daß ich nicht die einzige bin, die Sorgen und Ängste mit sich herumträgt – und das tut gut!"

Nachfolgend eine Beschreibung der wichtigsten Selbsthilfegruppen für Krebspatienten sowie ein Verzeichnis zentraler Einrichtungen, über die Adressen von in Wohnortnähe arbeitenden Gruppen erfragt werden können.

Bundesverband der Frauenselbsthilfe nach Krebs e. V.

Die Frauenselbsthilfe nach Krebs wurde bereits 1976 gegründet und steht unter der Schirmherrschaft der Deutschen Krebshilfe. In ihr sind Frauen zusammengeschlossen, die eine Krebserkrankung und zum Teil auch die daraus resultierenden sexuellen Probleme aus eigenem Erleben kennen und sich zu Einzelgesprächen und Gruppengesprächskreisen treffen. Sie bietet einen von ehrenamtlich tätigen Mitgliedern durchgeführten Krankenhausbesuchsdienst an und gibt regelmäßig eine Mitgliederzeitschrift heraus. Im gesamten Bundesgebiet bestehen über 270 Gruppen, in denen sich über 30 000 Krebskranke organisiert haben. Ursprünglich vor allem für an Brustkrebs erkrankte Frauen geplant, können sich inzwischen alle krebskranken Frauen – und Männer! – an den Gruppenangeboten beteiligen.

Bundesverband der Frauenselbsthilfe
nach Krebs e. V.
B 6, 10-11
68159 Mannheim
Tel.: (06 21) 2 44 34
Fax: (06 21) 15 48 77

Deutsche Ileostomie-, Colostomie-, Urostomie-Vereinigung e. V. (ILCO)

Der Name setzt sich aus den Bezeichnungen für die häufigsten Stomaoperationen zusammen: Ileostomie (Dünndarmausgang) und Kolostomie (Dickdarmausgang). Später wurden auch Patienten mit einer Urostomie (künstliche Harnableitung) in den Aufgabenbereich dieser Selbsthilfegruppe einbezogen. Viele Stoma-Träger fühlen sich nach ihrer Operation unsicher, weil sie Angst haben, abgelehnt zu werden, und weil sie glauben, man ekle sich vor ihnen – dies betrifft natürlich gerade auch den Bereich der Sexualität. Neben der medizinischen Versorgung bleibt jedoch bisher in den Kliniken nur wenig Zeit, sich um diese seelischen Probleme und Schwierigkeiten zu kümmern. Die ILCO hilft hier kompetent, verfügt dazu über etwa 250 regionale Gruppen im gesamten Bundesgebiet, in denen fast 10 000 Mitglieder organisiert sind. Sie bietet einen von ehrenamtlich tätigen Mitgliedern durchgeführten Krankenhausbesuchsdienst an und gibt regelmäßig eine Mitgliederzeitschrift heraus.

Deutsche Ileostomie-, Colostomie-,
Urostomie-Vereinigung e. V. (ILCO)
Kepserstr. 50
85356 Freising
Tel.: (0 81 61) 8 49 09 u. 8 49 11
Fax: (0 81 61) 8 55 21

Bundesverband der Kehlkopflosen e. V.

In diesem Verband sind Menschen zusammengeschlossen, deren Kehlkopf entfernt werden mußte und die sich in dieser besonderen Situation gegenseitig unterstützen. Nach der Operation wird man dort u. a. über spezielle Hilfsmittel für Kehlkopflose (z. B. elektronische Sprechhilfen) beraten oder bei der Suche nach qualifizierten Logopäden unterstützt, die dabei behilflich sind, die Speiseröhren-Ersatzstimme zu erlernen. Viele Teilnehmer engagieren sich aber auch in den Gruppen, weil ihnen die ausschließlich medizinische Versorgung im Umgang mit der Krankheit und ihren Folgen nicht genügt.

Bundesverband der Kehlkopflosen e. V.
Obererle 65
45897 Gelsenkirchen
Tel.: (02 09) 59 22 82
Fax: (02 09) 59 22 82

Arbeitskreis der Pankreatektomierten e. V.

Im Arbeitskreis der Pankreatektomierten sind Menschen zusammengeschlossen, denen wegen unterschiedlichster Ursachen die Bauchspeicheldrüse entfernt wurde. Dieser Eingriff kann je nach Umfang einschneidende Veränderungen der gesamten Lebensweise mit sich bringen, da als Folge häufig ein Typ I-Diabetes und die Abhängigkeit von künstlich zugeführten Verdauungsenzymen sowie von Vitaminen entstehen. Konsequente Blutzuckerkontrollen sowie ein strenger Diätfahrplan werden dadurch notwendig. Die Selbsthilfeorganisation hilft durch detaillierte medizinische Beratung, aber sie bietet auch Unterstützung an, wenn im Zusammenhang mit der Erkrankung seelische Belastungen auftreten.

Arbeitskreis der Pankreatektomierten e. V.
Krefelder Str. 52
41539 Dormagen
Tel.: (0 21 33) 4 23 29
Fax: (0 21 33) 4 26 91

Deutsche Leukämie-Forschungshilfe (DLFH):

Hinter diesem eher wissenschaftlich klingenden Namen verbirgt sich die Selbsthilfegruppe für krebskranke Kinder und Jugendliche. Sie bietet für Eltern erkrankter Kinder Information und Beratung an und verfügt im gesamten Bundesgebiet über regionale Kontaktgruppen. Daneben sind in der DLFH aber auch krebskranke Jugendliche zusammengeschlossen, die sich in eigenen Gruppen organisiert haben und regelmäßig gemeinsame Veranstaltungen durchführen.

Dachverband der Deutschen
Leukämie-Forschungshilfe (DLFH)
Joachimstr. 20
53113 Bonn
Tel.: (02 28) 22 18 33
Fax: (02 28) 21 86 46

Deutsche Gesellschaft für Inkontinenzhilfe e. V.

Informationen und Unterstützung für Menschen mit Harn- oder Stuhlinkontinenz bietet die Gesellschaft für Inkontinenzhilfe, die auf Anfrage umfangreiches Informationsmaterial sowie Ansprechadressen zusendet:

Deutsche Gesellschaft für Inkontinenzhilfe e. V.
Friedrich-Ebert-Str. 124
34119 Kassel
Tel.: (05 61) 78 06 04
Fax: (05 61) 77 67 70

Selbsthilfegruppen wurden lange Zeit von professionellen Helfern mit skeptischen Blicken betrachtet. Inzwischen sind sie jedoch fester Bestandteil unseres Gesundheitssystems. Ärzte und Psychotherapeuten sehen sie längst nicht mehr als Konkurrenz, sondern als ein hilfreiches Angebot für Betroffene und deren Angehörige, um chronische Krankheiten besser bewältigen zu können. Wissenschaftliche Untersuchungen belegen, daß Teilnehmer von Selbsthilfetreffen weniger als andere Patienten unter Ängsten und depressiven Verstimmungen leiden und vermehrt positive Gefühle wie Freude und Hoffnung verspüren.

Für Betroffene, die sich einer Selbsthilfegruppe anschließen wollen, ist es oft schwierig, den ersten Schritt zu tun. Wo finde ich Gleichgesinnte? Welche Stellen können mir Informationen vermitteln? Was kann ich tun, wenn an meinem Wohnort noch keine Selbsthilfegruppe für Krebskranke existiert? Am einfachsten ist es sicherlich, sich einer der bereits bestehenden Selbsthilfegruppen anzuschließen. Manche von ihnen inserieren in regelmäßigen Abständen in den Tageszeitungen. Meistens verfügen auch die Gesundheitsämter und Wohlfahrtsverbände über entsprechende Informationen. Zunehmend häufiger kennen auch Haus- und Fachärzte das lokale Angebot an Selbsthilfegruppen. Auskünfte erteilen der Krebsinformationsdienst, die Deutsche Krebshilfe (s. S. 157 f.), die Sekretariate der Selbsthilfeorganisationen sowie überregionale Informationsstellen.

Weitere Adressen, auch von nicht in den o. g. Organisationen zusammengeschlossenen Selbsthilfegruppen, erfahren Sie über:

Nationale Kontakt- und Informationsstelle
zur Anregung und Unterstützung
von Selbsthilfegruppen (NAKOS)
Albrecht-Achilles-Str. 65
10709 Berlin
Tel.: (0 30) 8 91 40 19
Fax: (0 30) 8 93 40 14

Deutsche Arbeitsgemeinschaft
Selbsthilfegruppen e. V. (DAGSHG)
Friedrichstr. 28
35392 Gießen
Tel.: (06 41) 7 02 24 78

Malteser-Telefon

Das Malteser-Telefon ist eine Service-Einrichtung, die Ratsuchenden Kontaktadressen von Verbänden, staatlichen Stellen, Selbsthilfegruppen und privaten Initiativen in der Bundesrepublik vermittelt:

Malteser-Telefon
Tel.: (02 21) 34 10 11

Krebsinformationsdienst (KID)

Der telefonische Krebsinformationsdienst ist an das Deutsche Krebsforschungszentrum in Heidelberg angegliedert und verfolgt die Absicht, als Drehscheibe zwischen Arzt und Patient, zwischen Forschungseinrichtung und Bürger zu fungieren. Speziell dazu ausgebildete haupt- und ehrenamtliche Mitarbeiter informieren jeden Interessierten kostenlos zu

Fragen der Krebsursachen, Krebsentstehung, Krebsverhütung, Krebserkennung und -behandlung sowie der Nachsorge. Er vermittelt auch hilfreiche Adressen für Krebspatienten und deren Angehörige und gibt Hinweise auf empfehlenswerte Bücher, Broschüren und Informationsmaterialien zum Thema Krebs. Zu bestimmten Zeiten wird auch ein Informationsdienst in türkischer Sprache angeboten.

Krebsinformationsdienst (KID)
Deutsches Krebsforschungszentrum Heidelberg
Im Neuenheimer Feld 280
69120 Heidelberg
Tel.: (0 62 21) 41 01 21
(Montag bis Freitag zwischen 8.00 und 20.00 Uhr)

Deutsche Krebshilfe

Auskünfte über Adressen von in Wohnortnähe gelegenen Selbsthilfegruppen erteilt:

Deutsche Krebshilfe e. V.
Thomas-Mann-Str. 40
53111 Bonn
Tel.: (02 28) 72 99 0 - 0
Fax: (02 28) 72 99 0 - 11

Erklärung medizinischer Fachbegriffe

Ablatio
Entfernung, z. B. Amputation der weiblichen Brust (ablatio mammae) oder Entfernung eines Hodens (ablatio testis).

Androgenblockade
Blockierung der Androgenproduktion im Rahmen der Therapie des Prostatakarzinoms.

Androgene
Sammelbegriff für die männlichen Sexualhormone, die die Ausbildung der sekundären Geschlechtsmerkmale des Mannes und das sexuelle Verlangen steuern; das wichtigste Androgen ist das Testosteron.

Antiandrogene
Substanzen, die die Wirkung der Androgene an den Erfolgsorganen (z. B. Prostata) blockieren.

Antihormone
Substanzen, die die Wirkung der im menschlichen Körper gebildeten Hormone blockieren und bei der Behandlung von hormonabhängigen Tumoren (z. B. Prostatakrebs) zum Einsatz kommen können.

Antiöstrogene
Substanzen, die die Wirkung von Östrogen an östrogenabhängigen Tumorzellen oder Metastasen blockieren. Behandlungsverfahren bei hormonabhängigen Tumoren, z. B. dem fortgeschrittenen Brustkrebs.

Anus praeter (naturalis)
Künstlicher Darmausgang im Bereich der Bauchdecke zur Stuhlentleerung (in einen Auffangbeutel).

Aphrodisiaka
Mittel zur Anregung des Geschlechtstriebes.

Aspermie
Fehlen von Samenfäden im Ejakulat.

Azoospermie
Fehlen ausgereifter und lebensfähiger Samenfäden im Ejakulat.

Beckenbodengymnastik
Krankengymnastische Maßnahmen zur Kräftigung der Muskeln des Beckenbodens; wird im Rahmen der Behandlung einer Harn- oder Stuhlinkontinenz eingesetzt.

Bougierung
Verfahren zur Ausdehnung und Erweiterung einer verengten Stelle, z. B. in der Harnröhre.

Dyspareunie
Sammelbegriff für unangenehme Empfindungen beim sexuellen Verkehr.

Dysurie
Erschwerte und schmerzhafte Harnentleerung.

Ejakulation
Samenerguß beim Orgasmus des Mannes.

Retrograde Ejakulation
Nach einem operativen Eingriff, der den inneren Schließmuskel am Blasenhals beschädigt hat, wird der Samen bei der Ejakulation nicht mehr nach vorne (d. h. über den Penis), sondern nach hinten in die Blase ausgestoßen (auch sog. „trockener Orgasmus").

Exenteration
Sogenannte „Ausweidung". In der Gynäkologie wird darunter die ausgedehnte bis vollständige Entfernung der Organe des kleinen Beckens (Blase – Geschlechtsorgane – Enddarm) bei Vaginal- oder Zervixkarzinom verstanden.

Fertilität
Zeugungsfähigkeit des Mannes bzw. Fähigkeit der Frau, ein Kind zu empfangen und zu gebären.

Fibrose
Eine Vermehrung körpereigenen Bindegewebes, u. a. als unerwünschte Folge einer Strahlentherapie, die sexuelle Funktionsstörungen zur Folge haben kann, z. B. Erektionsstörungen.

Gestagene
Sammelbegriff für eine Gruppe weiblicher Sexualhormone.

GnRH-Analoga
Medikamente zur Behandlung hormonabhängiger Tumoren; Ansatzpunkt ist das Gonadotropin-Releasing-Hormon (GnRH), das im Hypothalamus gebildet wird und auf die Hormonproduktion Einfluß nimmt (synonym: LH-RH-Analoga).

Gonaden
Sammelbegriff für die weiblichen und männlichen Keimdrüsen, d. h. die Eierstöcke und Hoden .

Gynäkomastie
Anschwellen der Brustdrüsen aufgrund eines erhöhten Östrogenspiegels.

Hämatospermie
Blut im Sperma.

Hämaturie
Blutbeimengungen im Urin.

Hormone
Vom Körper gebildete Signalstoffe, die an den Erfolgsorganen biochemische Reaktionen (Stoffwechselveränderungen) auslösen.

Hormontherapie
Entzug oder Zugabe von körpereigenen Hormonen (oder die Behandlung mit Hormonen), hormonähnlichen Substanzen und Hormon-Analoga, z. B. im Rahmen der Therapie hormonabhängiger Tumoren.

Hormon-Analoga
Künstlich hergestellte hormonähnliche Substanzen, die im Rahmen einer Hormontherapie zum Einsatz kommen können.

Hysterektomie
Operative Entfernung der Gebärmutter durch Öffnung der Bauchhöhle oder von der Scheide aus.

Ileostoma
Künstlicher Dünndarmausgang zur Stuhlentleerung (in einen Auffangbeutel).

Ileum-Neoblase
Anlage einer Ersatzblase aus Gewebe des Dünndarms zum Erhalt der Reservoirfunktion der Blase und Kontinenz.

Impotenz
Sammelbegriff für sexuelle Störungen des Mannes, insbesondere der Erektion (Impotentia coeundi) und Ejakulation, im weiteren Sinn auch für Störungen der Zeugungsfähigkeit (Impotentia generandi).

Impotenz, erektile
Sammelbegriff für Erektionsstörungen des Mannes, körperlich und/oder seelisch bedingt.

Indikation
Der Grund für die Wahl eines bestimmten diagnostischen oder therapeutischen Vorgehens bei einer Krankheit.

Infertilität
Sammelbegriff für die Unfruchtbarkeit der Frau bzw. des Mannes.

Inkontinenz
Verlust der Kontrolle über die Blasen- oder Darmfunktion und unwillkürlicher Abgang von Urin oder Stuhl. Grund kann eine Schwächung des Schließmuskelsystems sowie der zugehörigen Nervenbahnen sein oder eine mögliche Nebenwirkung operativer Eingriffe im Bereich von Blase oder Enddarm (z. B. radikale Prostatektomie).

Irrigationstechnik
Verfahren zur Darmspülung bei Stomapatienten. Durch die Irrigation kann eine Kontinenz über 24 bis 48 Stunden erreicht werden.

Kapselfibrose
Spätkomplikation nach dem Brustaufbau mittels einer Silikonprothese. Sie kann sich in lokalen Schmerzen, Hauteinziehungen oder einer harten, sich unnatürlich anfühlenden Brust äußern. Zur Behandlung der Kapselfibrose muß eine manuelle oder operative Kapselsprengung durchgeführt werden.

Kastration
Entzug der männlichen Geschlechtshormone durch Operation (Orchiektomie) oder medikamentöse Maßnahmen (chemische Kastration).

Klimakterium
Wechseljahre vorwiegend der Frau durch Veränderungen des Hormonhaushaltes. Kann durch Schädigung oder Entfernung der Eierstöcke vorzeitig einsetzen.

Kohabitation
Beischlaf

Kolostoma
Künstlicher Dickdarmausgang zur Stuhlentleerung in einen Auffangbeutel.

Kolpitis
Entzündliche Veränderung der Scheide, z. B. nach einer Strahlentherapie („radiogene Kolpitis").

Kryokonservierung
Tiefkühlkonservierung von Zellen oder Gewebe in flüssigem Stickstoff, z. B. von Sperma.

LH-RH-Analoga
Abkürzung für „luteinizing hormone releasing hormone-Analoga". Substanzen, die auf die Hypophyse einwirken und dadurch indirekt die Produktion von Testosteron in den Hoden oder von Östrogen in den Eierstöcken verhindern. Behandlungsmethode beim fortgeschrittenen Prostatakarzinom bzw. Mammakarzinom (synonym: GnRH-Analoga).

Libido
Sexualtrieb, geschlechtliches Verlangen.

Lubrikation
Absonderung von Schleim als Gleitsubstanz durch spezielle Zellen der Scheide während der sexuellen Erregung, die das Eindringen des Gliedes erleichtern.

Luteinisierendes Hormon (LH)
Ein Hormon, das von der Hirnanhangdrüse ausgeschieden wird und in den Keimdrüsen (Eierstöcke bzw. Hoden) den Anstoß zur Produktion der Geschlechtshormone gibt.

Mastektomie
Operative Entfernung der weiblichen Brust.

Menopause
Zeitpunkt der letzten Menstruation. Eintritt in das Klimakterium.

Miktion
Harnentleerung

Mutagen
Substanz der Behandlungsmaßnahme, die sich schädigend auf das Erbmaterial der Keimzellen, d. h. der Eizellen und Samenfäden, auswirkt.

Neovagina
Durch eine Operation (Scheidenplastik) neu angelegte Scheide aus an der Körperoberfläche entnommener Haut oder aus einem Dickdarmsegment.

Normospermie
Normale Zahl und Funktion der männlichen Samenfäden im Ejakulat.

Oestrogene
Sammelbegriff für eine Gruppe weiblicher Sexualhormone, die in den Eierstöcken (sowie in der Nebenniere und Leber) gebildet werden. Die wichtigsten Östrogene sind das Östradiol, das Östron und das Östriol.

Oligo(zoo)spermie
Verminderte Zahl von Samenfäden im Ejakulat (unter 50 Mio./ml).

Orchis
Lat. Begriff für den Hoden.

Orchiektomie (einseitige, beidseitige Orchiektomie)
Operative Entfernung eines oder beider Hoden, z. B. bei Hodentumor oder zur Erzielung eines Hormonentzugs bei fortgeschrittenem Prostatakarzinom.

Orchiektomie, subkapsuläre
Operative Ausschälung der Hoden, wobei im Gegensatz zur Orchiektomie die Hodenhüllen, die Nebenhoden sowie die Samenstränge erhalten bleiben. Behandlungsverfahren zur Hormonentzugsbehandlung, z. B. bei fortgeschrittenem Prostatakarzinom.

Papaverin
Eine blutgefäßerweiternde Substanz, die u. a. bei Erektionsstörungen eingesetzt werden kann (s. SKAT-Technik). Das Papaverin führt bei intakter Blutversorgung der Schwellkörper zu einer Erektion.

Papaverintest
Die Injektion von Papaverin in die Schwellkörper ergibt Hinweise darauf, ob eine eher körperlich oder seelisch bedingte Impotenz vorliegt.

Penektomie, partielle oder totale
Teilweise oder vollständige operative Entfernung des männliches Gliedes, z. B. bei fortgeschrittenem Peniskarzinom.

Phentolamin
Ein bei Bluthochdruck zum Einsatz kommendes Medikament, das auch lokal zur Behandlung von Erektionsstörungen eingesetzt werden kann (s. SKAT-Technik).

Pouch
Ein aus Dünn- und/oder Dickdarm gebildetes Reservoir für Urin oder Stuhl, durch das entweder ein kontinentes Stoma oder die natürliche Kontinenz erhalten bleiben kann.

Priapismus
Schmerzhafte Dauererektion des Penis, z. B. bei falscher Dosierung gefäßaktiver Substanzen bei der SKAT-Technik.

Prolaktinom
Ein selten auftretender Tumor des Zentralnervensystems, der durch die vermehrte Ausschüttung des körpereigenen Hormons Prolaktin zu sexuellen Funktionsstörungen führen kann, z. B. zu Erektionsstörungen.

Prostaglandine
Sammelbegriff für zahlreiche natürliche und künstlich hergestellte hormonähnliche Substanzen, die in der Samenflüssigkeit und den Keimdrüsen nachgewiesen wurden. Eine Untergruppe, das Prostaglandin E_1 wird zur Behandlung von Erektionsstörungen angewandt (s. SKAT-Technik).

Prostatektomie, radikale
Operatives Behandlungsverfahren bei Prostatakarzinom im Frühstadium; die Prostata wird einschließlich Samenbläschen, Samenleitern, einem Teil des Blasenhalses sowie den in direkter Nähe befindlichen Lymphknoten operativ entfernt.

Quadrant
Um die Lage von Veränderungen in der weiblichen Brust exakt beschreiben zu können, wird die Brust in vier Quadranten aufgeteilt: oberer äußerer, oberer innerer, unterer äußerer und unterer innerer Quadrant.

Refraktärperiode
Zeitabschnitt nach dem Höhepunkt des Mannes, in dem im Gegensatz zur Frau kein weiterer Orgasmus möglich ist. Die Refraktärperiode verlängert sich mit zunehmendem Alter.

Schwellkörper-Auto-Injektions-Therapie (SKAT)
Behandlungsverfahren zur Therapie von Erektionsstörungen durch Injektion gefäßaktiver Substanzen (z. B. Papaverin) in die Schwellkörper.

Semikastration
Operative Entfernung eines Hodens, z. B. bei Hodentumor.

Seminom
Bösartiger Hodentumor, häufigster maligner Tumor bei jüngeren Männern.

Sexualhormone
Sammelbegriff für die Hormone, die die männliche und weibliche Sexualität und Fortpflanzung beeinflussen. Zu den weiblichen Sexualhormonen zählen die Östrogene und Gestagene, zu den männlichen Sexualhormonen insbesondere das Testosteron.

Spermien
Reife Samenfäden.

Spermiogramm
Summe der Befunde bei Untersuchung des Ejakulats, insbes. Anzahl, Beweglichkeit und Strukturaufbau der Spermien.

Sphinkter
Schließmuskel der Blase oder des Enddarms. Bei der Blase wird ein innerer und äußerer Schließmuskel unterschieden; nach Prostataoperationen ist häufig der innere Schließmuskel verletzt und nicht mehr funktionsfähig. In der Folge kann eine Harninkontinenz auftreten.

Stomaanlage
Anlage eines künstlichen Ausgangs zur Harn- oder Stuhlentleerung (in einen Auffangbeutel).

Strahlenfibrose
Eine Vermehrung körpereigenen Bindegewebes als unerwünschte Folge einer Strahlentherapie, die sexuelle Funktionsstörungen zur Folge haben kann, z. B. Erektionsstörungen.

Streustrahlung
Ungewollt bei der Bestrahlung von Tumoren von dem eigentlichen Strahlungsziel abweichende Strahlung. Sie macht Schutzmaßnahmen erforderlich, um den Patienten und das Behandlungspersonal zu schützen.

Substitutionsbehandlung
Zufuhr einer fehlenden oder nur in unzureichender Menge vorhandenen Substanz, z. B. von Geschlechtshormonen wie dem Östrogen nach dem Klimakterium.

Teratogen
Substanz oder Behandlungsmaßnahme, die zu Mißbildungen eines Embryos während einer bestehenden Schwangerschaft führen kann (z. B. bei bestimmten Polychemotherapien).

Testosteron
Männliches Sexualhormon, das überwiegend in den Hoden, zu einem geringen Teil auch in den Nebennieren gebildet wird.

Tubensterilisation
Verfahren zur Empfängnisverhütung durch operative Unterbindung der beiden Eileiter der Frau (Tubenligatur).

Tumeszenz
Vergrößerung des männlichen Gliedes durch die Steigerung des Blutzuflusses und gleichzeitige Drosselung des Blutabflusses in den Schwellkörpern.

Ureter
Harnleiter

Uretra
Harnröhre

Ureterostomie, kutane
Anlage eines künstlichen Ausgangs des Harnleiters zur Ausleitung des Urins im Bereich der Bauchdecke.

Urostoma
Künstlicher Blasenausgang zur Entleerung des Harns in einen Auffangbeutel.

Vaginismus
Verkrampfung des Scheideneingangs bei Berührung oder dem Versuch eines Koitus; meist seelisch bedingt.

Vasektomie
Verfahren zur Empfängnisverhütung durch operative Unterbrechung der beiden Samenleiter des Mannes.

Virilisierung
Bezeichnung für die Vermännlichung einer Frau (z. B. Bartwuchs, Tieferwerden der Stimmlage usw.); kann u. a. als Nebenwirkung von bestimmten Medikamenten auftreten.

Vulva
Bezeichnung für die äußeren weiblichen Geschlechtsteile, d. h. den Schamhügel, die großen und kleinen Schamlippen, die auf deren Innenseite mündenden Bartholinischen Drüsen, die Klitoris sowie den Scheidenvorhof.

Vulvektomie
Operative Entfernung der großen und kleinen Schamlippen, meist in Kombination mit der Ausräumung der umgebenden Lymphknoten, z. B. bei Vulvakarzinom.

Zervix
Bezeichnung für den Gebärmutterhals.

Zystektomie
Teilweise oder vollständige Entfernung der Blase, z. B. beim Blasenkarzinom.

Zystitis
Entzündug der Blase, z. B. als unerwünschte Nebenwirkung einer Bestrahlung des Beckenraums.

Weiterführende Literatur

Zum Thema Krebs

Holleb, Arthur I.: Das Krebsbuch der American
 Cancer Society.
 Rowohlt, Reinbek, 1990.
Das Krebshandbuch gibt einen gut verständlichen Überblick über die heutigen Erkenntnisse der Medizin zur Verhütung, Vorsorge, Diagnose, Behandlung, der Rehabilitation und Heilung von Krebskrankheiten.

Malter, Margarete; Süss, Rudolf: Krebs im Blickpunkt.
 Decker u. Müller, Heidelberg, 1989.
Das Buch vermittelt biologische und medizinische Grundlagenkenntnisse zum Thema Krebs.

Stamatiadis-Smidt, Hilke; Sellschopp, Almuth (Hrsg.):
 Thema Krebs.
 Springer, Berlin–Heidelberg–New York, 1993.
Rund 250 000mal haben Menschen aus ganz Deutschland in den letzten Jahren beim Krebsinformationsdienst im Deutschen Krebsforschungszentrum angerufen, um Auskünfte zum Thema Krebs zu erfragen: Nach den Ursachen der Krebsentstehung, den Risikofaktoren, den Diagnosemöglichkeiten und den schulmedizinischen oder alternativen Behandlungsmethoden. In diesem Buch sind die Antworten auf die häufigsten Fragen zusammengestellt.

Vester, Frederic; Henschel, Gerhard:
 Krebs – fehlgesteuertes Leben.
 dtv, München, 5. Auflage, 1991.

Zum Thema Sexualität

Dunde, Siegfried (Hrsg.): Handbuch Sexualität.
Deutscher Studien Verlag, Weinheim, 1992.

Haeberle, Erwin J. (1985): Die Sexualität des Menschen.
Handbuch und Atlas.
Walter de Gruyter, Berlin, 2. erweiterte Auflage, 1985.

Hertoft, Preben: Sexologisches Wörterbuch.
Deutscher Ärzte-Verlag, Köln, 1993.

Masters, William H.; Johnson, Virginia E.: Liebe und Sexualität.
Ullstein, Frankfurt–Berlin, 1990.

Offit, Avodah: Das sexuelle Ich.
Klett-Cotta, Stuttgart, 1979.

Nuber, Ursula (Hrsg.): Frauen und Sexualität.
Heyne, München, 1993.

Zilbergeld, Bernie: Die neue Sexualität der Männer.
dgvt-Verlag, Tübingen, 1994.

Zum Thema Brustkrebs

Alt, Dieter; Weiss, Georg (Hrsg.): Im Leben bleiben. Psychosoziale Aspekte der Nachsorge brustkrebskranker Frauen.
Springer, Berlin–Heidelberg–New York, Nachdr. 1995.

Berg, Lilo: Bustkrebs: Wissen gegen Angst.
Kunstmann, München, 1995.

Zum Thema Inkontinenz

Füsgen, Ingo: Harninkontinenz.
    Mit einer verschwiegenen Behinderung umgehen.
    Trias, Stuttgart, 1994.

Millard, Richard J.: Vom Drang zur Pein.
Blasenkontrolle als Selbsthilfe für Sie und Ihn.
Ehrenwirth, München, 1992.

Sachsenmaier, Brigitte: Inkontinenz.
Hilfen, Versorgung und Pflege.
Schlütersche Verlagsanstalt, Hannover, 1991.

Zur Arbeit der Selbsthilfegruppen

Alt, Dieter; Boehm, Gero v.; Weiss, Georg (Hrsg.):
Miteinander reden. Brustkrebskranke Frauen
sprechen mit Experten.
Springer, Berlin–Heidelberg–New York, 1986.

Koesters, Winfried: Vom Ich zum Wir. Selbsthilfegruppen
finden, gründen, führen.
Trias, Stuttgart, 1992.

Moeller, Michael Lukas: Selbsthilfegruppen.
Rowohlt, Reinbek, 1978.

Patienten Literatur Dienst

Bei der Suche nach geeigneter Literatur zum Thema Krebs hilft der Patienten Literatur Dienst. Er verschickt auf Anfrage einen ausführlichen Katalog oder hilft individuell bei der Suche nach Veröffentlichungen zu speziellen Fragestellungen. Kurzfristig kann über diesen Literaturdienst auch jedes gewünschte Buch zum normalen Ladenpreis bestellt und geliefert werden.

Patienten Literatur Dienst
Danziger Straße 11
53757 St. Augustin
Tel.: (0 22 41) 20 22 74
Fax: (0 22 41) 20 23 60

Zitierte Veröffentlichungen

F., Antje: Diagnose Krebs – Ein Plädoyer für die Hoffnung.
Verlag 71, Plön, 1994.

Lentz, Leonhard: Der Indianer.
Rowohlt, Reinbek, 1993.

Offit, Avodah: Das sexuelle Ich.
Klett-Cotta, Stuttgart, 1979.

Vincent, C. E.; Vincent, B.; Greiss, F. C.; Linton, E. B.:
Soma marital concomitants of carcinoma
of the cervix.
South Med J. 68: 552-558, 1975.

Wander, Maxie: Leben wär' eine prima Alternative.
Tagebuchaufzeichnungen und Briefe.
Luchterhand, Darmstadt, 1980.

Schlagwortverzeichnis

Androgene 19, 87
Antiandrogene 68
Antibabypille 143
Antiöstrogene 86
Anus praeter s. Darmausgang, künstlicher
Aphrodisiaka 96
Armlymphödem 45
Aspermie 25
Azoospermie 25
Bändchen 23
Bartholinische Drüsen 49
Beckenbodenmuskulatur, Training der s. Kegelübungen
Beratungsstellen 150
Blasenkrebs
- der Frau 62 f.
- des Mannes 78 ff.
Blasenentfernung 62, 78
Blasenschließmuskel, innerer 23
Brust, weibliche 43 f.
Brustaufbauplastik 48, 102 ff.
Brustkrebs 43 ff.
Brustprothesen 101 f.
Brustwarze
- Rekonstruktion 106 ff.
Chemotherapie 83 ff., 89, 145 f.
Chromosomenschädigung 144 f.
Corpora cavernosa s. Schwellkörper
Cowper'sche Drüsen 24
Damm 17
Darmausgang, künstlicher 58 ff., 77 f., 90 ff.
Darmkrebs

- der Frau 58 ff.
- des Mennes 76 ff.
Dilatator 50, 54, 63, 98
Dyspareunie s. Schmerzen beim Geschlechtsverkehr
Eichel 23
Eierstöcke 17
Eierstockkrebs 57 ff.
Eileiter 17
Eisprung 17
Ejakulation s. Samenerguß
Ejakulation, retrograde 37, 113
Ejakulationsstörung 37, 76 ff., 113
Ejakulatvolumen 25
Empfängnisverhütung 143 ff.
Erec-Aid-System (OSBON) 111 ff.
Erektion 23, 26 f.
Erektionshilfesysteme 111 ff.
Erektionsstörung 29, 36 f., 65 f., 72, 76 ff., 78, 88
Exenteration des Beckens 57
Expanderprothese 105 f.
Feminisierung 68, 75
Fibrosierung 66, 72, 77, 79, 114
Fruchtbarkeit 143
Gebärmutter 17
Gebärmutterentfernung 34
Gebärmutterhals 52
Gebärmutterkarzinom 52 ff.
Gebärmutterschleimhaut 33
Geschlechtsorgane, männliche 23 ff.
- Aufbau 23 ff.
Geschlechtsorgane, weibliche 17 ff.
- Aufbau 17 ff.

173

Gestagen 18 f.
Glied s. Penis
Hoden 23
- Entfernung der Hoden s.
Orchiektomie
Hodenkrebs 73 ff.
Hodenprothesen 118
Hodensack 23
Hormontherapie 46 f. 86 ff.
Hypophyse 26
Hypothalamus 26
Hysterektomie 34, 52
Ileostoma s. Darmausgang,
künstlicher, Ileostomie 90
Ileum-Neoblase 79
Impotenz 36
Infertilität s. Zeugungsunfähigkeit
Inkontinenz
- Harninkontinenz 60, 66, 79, 98
- Stuhlinkontinenz 98
- Hilfen 119 f.
Irrigationstechnik 94
Kapselfibrose der weibl. Brust 109 f.
Kegelübungen 98 f.
Keloidbildung 107, 109
Kitzler 17, 22
Klimakterium s. Wechseljahre
Klitoris s. Kitzler
Kolostoma s. Darmausgang
Kolostomie 90 f.
Kolpitis, radiogene 53 f., 81
Kondom 143
Kryokonservierung v. Sperma 144
Labien 17
LH-RH-Analoga 47, 67 f. 86
Luteinisierendes Hormon 26
Mastektomie 45
Medikamente
- Nebenwirkungen 88
- teratogene Wirkung
Menopause s. Wechseljahre
Monatsblutung 18, 57
Muttermund 17
Nachorgastische Reaktion 34

Nebenhoden 23
Neovagina s. Scheidenprothese
Normospermie 25
Obliteration d. Vagina 54
Oligozoospermie 25
Östrogen 18 f., 68
Östrogenmangel 29
Orchiektomie 73 ff.
- bilaterale 67, 75
- subkapsuläre 67
- unilaterale 74 f.
Orgasmus, männlicher 23, 27
- trockener 37, 74 f.
Orgasmus, weiblicher 17, 21 f.
- Orgasmusstörung 34, 49, 55
Ovar s. Eierstockkrebs
Partnerschaft 130, 135 ff.
Penektomie 70 ff.
Penis 23
Penisamputation 70 ff.
Peniskarzinom 70 ff.
Penisprothesen 115 ff.
Pessar 143
Phantomschmerzen 45
Pouch, ileoanaler 61, 78
Priapismus 114
Prostata 23 f.
Prostataadenom 25
Prostatakrebs 64 ff.
Prostatasekret 25 f.
Prostatektomie 65
Psychologische Behandlung 121 ff.
Psychopharmaka 97
Psychotherapie 121 ff.
Psychotherapeuten 148 ff.
Quadranten 44
Refraktärperiode 28
Rektumresektion, abdomino-perineale 76 ff.
Samenblasen 24
Samenerguß 23, 27
- retrograder 37
- vorzeitiger 37
Samenleiter 23

Samenzellen, männliche 23
- Entwicklung 23 f.
- Tiefkühlkonservierung 86, 144
Schamlippen 17
Scheide 17, 51
Scheidenkrampf 33
Scheidenfeuchtigkeit 19 f., 54, 60, 98, 100
Scheidenkarzinom 51 f.
Scheidenprothese 51 f., 99 ff.
Schmerzen beim Geschlechtsverkehr 19, 33, 37, 49, 52 ff., 59 f. 62, 81, 98
Schwangerschaft 18, 95, 143 ff.
Schwellkörper 23, 27
Schwellkörper-Auto-Injektionstherapie (SKAT) 113 ff.
Schwenklappenplastik 104
Selbsthilfegruppen 150 ff.
- Adressen 152 ff.
Seminom 74
Sexualhormone, weibliche 18 ff., 96 f.
Sexualhormone, männliche 23, 96 f.
Sexualität und Lebensalter 15
Sexualtherapie 125 ff.
Sexuelle Entwicklung 12 ff.
Sexuelle Erregung, männliche 26 ff.
Sexuelle Erregung, weibliche 19 ff.
Sexuelle Lustlosigkeit, männliche 36, 68, 75
Sexuelle Lustlosigkeit, weibliche 33, 82
Sexuelle Normen 13
Sexuelle Störungen bei Krebserkrankungen 29 ff.
- der Frau 33 ff., 35
- des Mannes 36 ff.
- Körperliche Ursachen 30
- Psychosoziale Ursachen 31
- Unterscheidung 32
Sexuelles Verlangen 19,26
Silikonprothese 105
SKAT-Technik s. Schwellkörper-Auto-Injektionstherapie
Skrotum s. Hodensack
Spermien s. Samenzellen

Spermiogramm 25, 146
Spirale 143
Sterilität 144 f.
Stoma s. Darmausgang, künstlicher
Strahlentherapie 80 ff., 144 ff.
Teratogene Wirkung 145
Testikel s. Hoden
Testosteron 23, 26, 66 ff.
Testosteronmangel 26
Tram Flap 105
Transversostomie 90 f.
Unfruchtbarkeit 146
Ureterostomie, kutane 79
Ureterosigmoidostomie 79
Urostoma 62
Uterus 17
Uteruskarzinom s. Gebärmutterkarzinom
Vaginismus 33
Vermännlichung 87
Versagensangst 131 f.
Verschiebeplastik 106
Vibratoren 97
Virilisierung s. Vermännlichung
Vorhaut 23
Vorsteherdrüse s. Prostata
Vulva 17, 49
Vulvakarzinom 49
Vulvektomie 49
Wechseljahre, vorzeitige 19, 56, 57, 60, 81, 84, 86 f.
Yohimbin 96
Zervix 17
Zeugungsunfähigkeit 37, 75, 82, 85
Zysto-Prostato-Vesikuloektomie 78
Zytostatika s. Chemotherapie

Nachwort

Wir möchten an dieser Stelle den Patienten danken, die uns ihre eigenen Erfahrungen anvertraut und ihr Einverständnis zur Veröffentlichung in diesem Buch gegeben haben. Außerdem danken wir der American Cancer Society für vielfache Anregungen und der Firma Zeneca für ihre Unterstützung. Den Firmen Medizintechnik Heise, Inamed und Mentor danken wir für die Bereitstellung von Bildmaterial. Ebenso danken wir Herrn Dr. Brunnert von der gynäkologischen Abteilung des Marienhospitals in Osnabrück für seine Mithilfe.

Wie jede Wissenschaft ist die onkologische Medizin ständigen Entwicklungen unterworfen. Forschung und klinische Erfahrung erweitern die Erkenntnisse, insbesondere, was die möglichen Behandlungsverfahren anbelangt. Soweit in diesem Werk Therapieverfahren und deren mögliche Auswirkungen auf die Sexualität beschrieben werden, darf der Leser darauf vertrauen, daß wir große Sorgfalt darauf verwandt haben, daß die Angaben dem Wissensstand bei Fertigstellung des Werkes entsprechen.

Wir freuen uns über Ihre Anregungen oder Kritik zu dem vorliegenden Buch. Sie erreichen uns unter folgender Anschrift:

Dipl. Psych. Dipl.-Biol. Stefan Zettl
Psychosoziale Nachsorgeeinrichtung
und Fortbildungsseminar an der
Chirurgischen Universitätsklinik Heidelberg
Im Neuenheimer Feld 155
69120 Heidelberg

Stefan Zettl

Prof. Dr. med. Joachim Hartlapp
Klinik für Onkologie, Hämatologie
und Immunologie
Städtische Kliniken Osnabrück
Am Finkenhügel 1
49076 Osnabrück

Joachim Hartlapp

Petra Weingärtner

Patienten Literatur Dienst

Haben Sie noch Fragen?

Hat das vorliegende Buch Ihr Interesse an weiterer Literatur zum Thema Krebs geweckt?

An Büchern z. B. zu den Themen:
- Krebsrisiken?
- Behandlungsverfahren (auch alternative)?
- Krankheitsbewältigung?
- einzelne Krebsarten?

dann wenden Sie sich an uns, den

Patienten Literatur Dienst
Danziger Str. 11
53757 Sankt Augustin
Tel.: 0 22 41 / 20 22 74
Fax: 0 22 41 / 20 23 60

Aber auch zum Thema Rheuma können Sie bei uns entsprechende Kataloge anfordern.

Gegen eine Schutzgebühr von je 10 DM erhalten Sie von uns Kataloge
- für Krebspatienten und ihre Angehörigen
- für die in der Behandlung, Beratung und Betreuung von Krebspatienten tätigen Berufsgruppen.

Die darin aufgeführten Bücher sind von uns größtenteils kommentiert, so daß Sie selbst beurteilen können, ob sie für Sie geeignet sind. Wenn Sie Fragen haben:

Rufen sie uns an! Wir beraten Sie gerne.

Notizen

Notizen